知的生きかた文庫

なぜ粗食が体にいいのか

帯津良一
幕内秀夫

三笠書房

はじめに

「豊かな風土から生まれた豊かな食生活」――それが粗食です！

私は子どものころ、風邪をひくのが楽しみでした。風邪をひいて寝込んだりすると、おいしいものが食べられたからです。当時はなぜか、病気をすると桃の缶詰やみかんの缶詰、バナナなどが出てきたものです。

かつて、結核の人たちにバター療法が行なわれた時期があります。文字通り、結核の患者さんにバターをなめさせるという療法でした。つまり、病気に対する食生活の考え方は「**うまいものを食べて寝てなさい**」だったのです。

「ご飯とパンはどちらがいいのか」「肉と野菜はどちらがいいのか」などと悩む必要はなかったのです。何を食べるかよりも、何が食べられるかが問題だったのです。

そして今、私たちは新しい経験をしています。デパートやスーパーマーケットの惣菜売り場に行けば、世界のあらゆる国の食品が所狭しと並べられています。今や、私たちが口にするものの半分以上は外国から輸入されたものなのです。ホテルや高級レストランなみの食材が並べられているのも珍しいことではありません。そればかりか、どんな野菜、果物でも、一年中買い求めることができるようになっています。冬でもスイカやメロンを食べられるのは、当たり前のことになってきました。

ある意味では、「豊かな食生活」と言えるのかもしれません。

しかし、それで私たちは、健康になったと言えるのでしょうか。

日々、私たちが医療機関で接するガンの患者さんは若くなっています。

二〇、三〇歳代の患者さんも珍しくありません。

私たちが子どものころ、春先に鼻水を流しながらクシャミをしている人などいませんでした。アトピー性皮膚炎で苦しむ子どももいませんでした。

「豊かな食生活」という言葉には、二つの意味があります。一つは量的な意味です。その面ではたしかに豊かになっています。もはやわが国で飢える人はいません。

しかし、「豊かな食生活」のもう一つの意味——質的な面でも、**私たちは本当に豊かになっていると言えるでしょうか。**

私には、現代の食生活が「五無の食生活」のように思えてなりません。
「五無」とは「無国籍」「無地方」「無季節」「無家庭」「無安全」という意味です。食生活に国籍がなくなり、地方の味がなくなり、季節がなくなり、家庭の味がなくなり、安全性がなくなっています。

このような食生活が、本当に豊かだと言えるのでしょうか。

まさに今、そのことが問われはじめているのではないでしょうか。

私が提唱する「粗食」とは、けっして「貧しい食事」という意味ではありません。むしろその逆で、**「日本の豊かな風土から生まれた豊かな食生活」**のことなのです。

本書では、見せかけではない、「本当の豊かな食生活とは何か」を提案したいと考えています。そのことが、結局は健康を守る食生活であり、自然治癒力を高める食生活だと考えるからです。

明日からの食生活改善の一助として、本書をご一読いただければ幸いです。

幕内秀夫

1 「世の中の常識」と「豊かな食生活」――ここが間違っていた！

幕内秀夫

2 「食べていいもの」「いけないもの」どこでわかる？

幕内秀夫

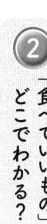

3 粗食のすすめ――あなたを確実に健康にする一〇の習慣

幕内秀夫

4 おいしい！ 簡単！ だから「粗食」は効果がある！

幕内秀夫

5 この食べ方が「あなたの自然治癒力」をさらに高める！

帯津良一

DTP　オーパスワン・ラボ　佐藤正人

1
「世の中の常識」と「豊かな食生活」——ここが間違っていた！

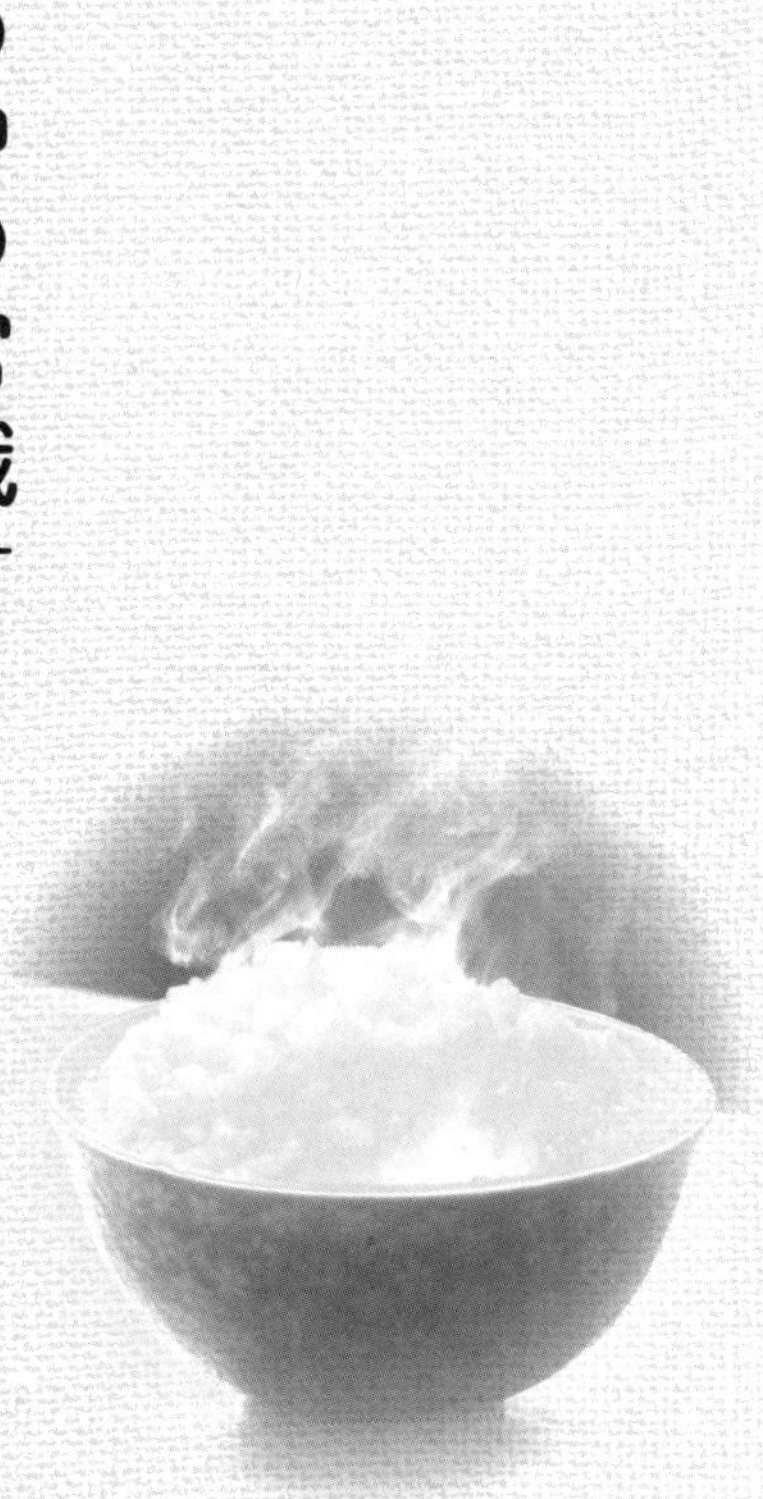

幕内秀夫

病院が患者さんに「食生活」を指導しない意外な理由

これから、皆さんの食生活を改善するためのお話をしたいと思います。

そこでまず、食生活一般について現在どのような状況なのか、具体的なお話をしながら確認していきます。

私が勤めていた帯津三敬病院には、遠方からの患者さんがかなり多くいました。例をあげると、私が接した患者さんの七割ほどがガンの患者さんだったんですが、患者さんは全国から来院していました。

なぜ、遠くから私たちの病院まで患者さんが来るのか、その理由をたとえて言えば、こういうことだと思うんです。

ガンの患者さんなどの場合、体という畑に〝雑草〟が生えてきてしまって、それを抜いたり焼いたり切ったりすることは、どこの病院でもやってくれます。〝雑草〟

という意味は、体にとって具合の悪いものということです。どの病院でも、それをとることはやってくれますが、それが終わったら、あとは好きにしてくださいという態度なんです。

そうされると、「病気になる前と同じ生活をずっと続けていって大丈夫なんだろうか」「また畑に雑草が生えるのではないか」――と、患者さんは不安になると思うのです。それで全国から、埼玉県にあるこの病院にまでやって来るんだと思います。

さて、生活の一部として食生活があるわけですが、**ほとんどの医療機関というのは、患者さんに食生活を教えません**。

教えない理由の一つは、採算がとれないからです。

糖尿病の患者さんで、大学病院などに行っている場合は、食生活の指導を受けているかもしれません。でも、病院はそれでいくら収入があると思いますか？　一人で一〇〇〇円くらいにしかなりません。

これでは、病院は食事指導をやりません。当然です。

指導する人の場所代や人件費を考えたら、とても採算がとれません。ですから、大きな大学病院の場合は、糖尿病教室を行なって、一人一〇〇〇円で一〇〇人集めて何とか採算をとるということになるわけなんです。ですから、病気になっても、食生活をまともに指導してもらうことは、残念ながらむずかしいのです。

ましてや健康なうちに、食生活に関心を持っても、どこでも教えてくれません。それが現状だと思います。そうすると、気になる人は、図書館や本屋さんに行って、いろんな食生活の本を読むことになるわけです。

「お皿でなくてお盆のことを考える」のが、食生活の基本です!

ところが、本屋さんに行って本を探そうとすると、当たるも八卦の世界、運がよければいい本に出会える。

私はこれを以前、流行ったテレビ番組になぞらえて、「おもいッきりテレビ現象」

と呼んでいるんです。

「おもいッきりテレビ現象」というのは、同タイトルのテレビ番組の健康特集のように、食生活全体のことではなく、食べ物のことばかり話題にすることを指します。

じつは、本屋さんにある「食生活」と名乗っている本のほとんどは、食べ物の話しかしていないんです。これから私がお話しするのは、「水はどうか」「ご飯はどうか」「野菜はどうか」、そして買い物の仕方や、一日の食事の回数なども含めた、「日常の食事の考え方はどうか」という、食生活全体の話です。

つまり、**食べ物だけではなく、それらをのせているお盆全体の話**ですね。ところが、本屋さんに行ってみると、大部分は食べ物の話だけの本なんです。

この間、大型書店の健康書のコーナーに行ってみたら、行き着くところまで行ったという感じがしましたね。「よくこんな本が書けるな、よく恥ずかしくないな」という本が並んでいたんです。私も食生活の本を書いていますが、何も自分の本だけがいいと思っているわけではありません。でも、いくら何でも『チョコレート健康法』はひどいと思います。「アマチャヅル」だの「ハーブティー」だの、よくわからないのがたくさん出ていますが、これらのほうが、まだましに思えるくらいひどい本です。

「○○健康法」の中には「青汁健康法」など、何となくよさそうだなというのもありますが、「ココア健康法」というのも混じっていたりするんです。

これを見て驚きました。どういう理屈でココアを勧めるのかと思い、立ち読みしてみましたが、ますます呆れただけでした。それから、極めつけは先程の『チョコレート健康法』ですね。本屋さんの健康法のコーナーは、まったくひどいことになっています。

「これを食べれば健康になれる」という「おもいッきりテレビ現象」では、いろいろな食べ物が健康にいいと紹介されています。もし、すべての食べ物健康法が正しいなら、世の中に病気になる人はいません。若い女性の中には、ご飯も食べないでチョコレートをはじめお菓子ばかり食べている人がいますが、あの本を読むと、そういう人が一番健康だということになるんです。信じられない話です。

ですから、食生活の情報はあふれているようで、じつはその九割がいいかげんな

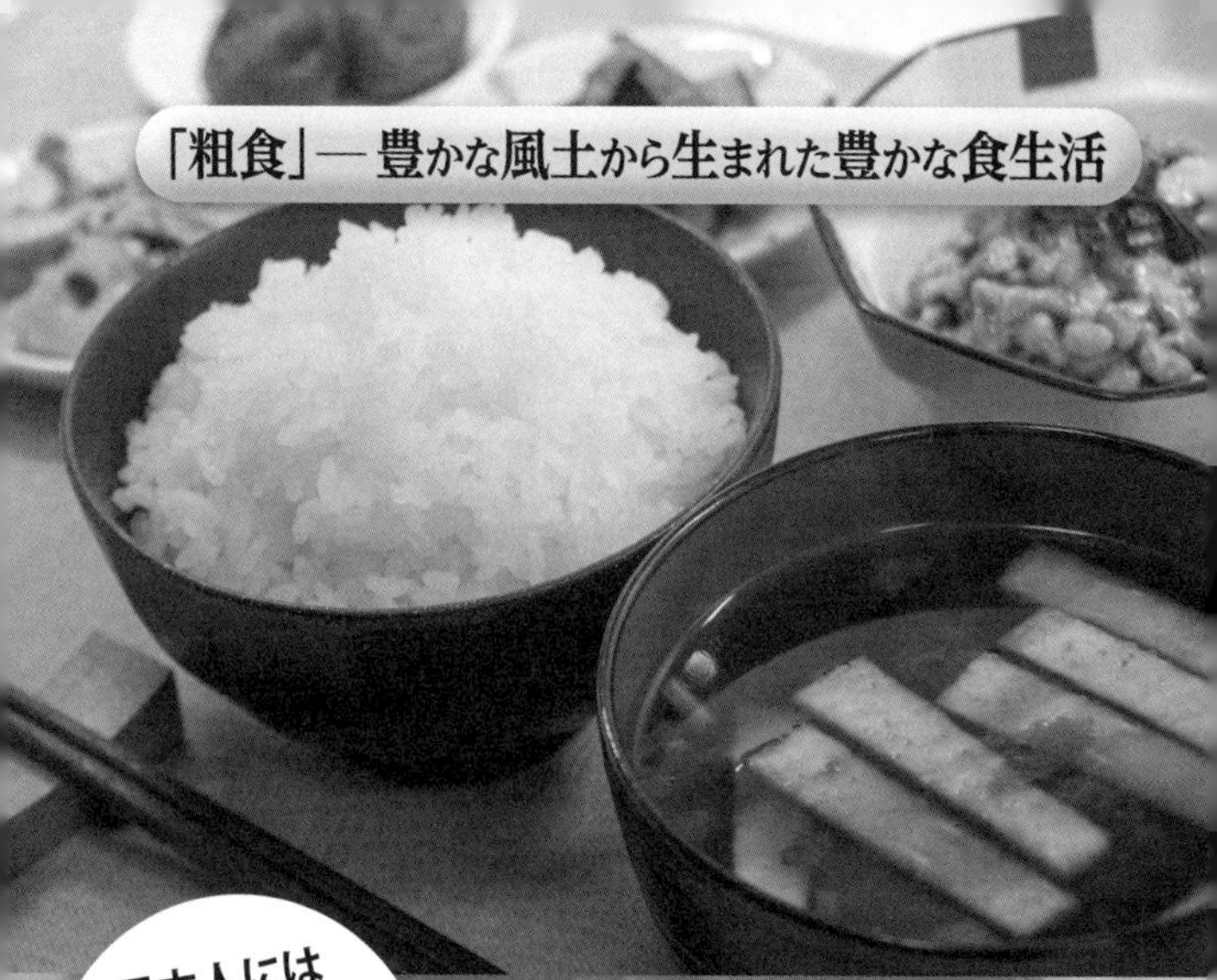
「粗食」— 豊かな風土から生まれた豊かな食生活
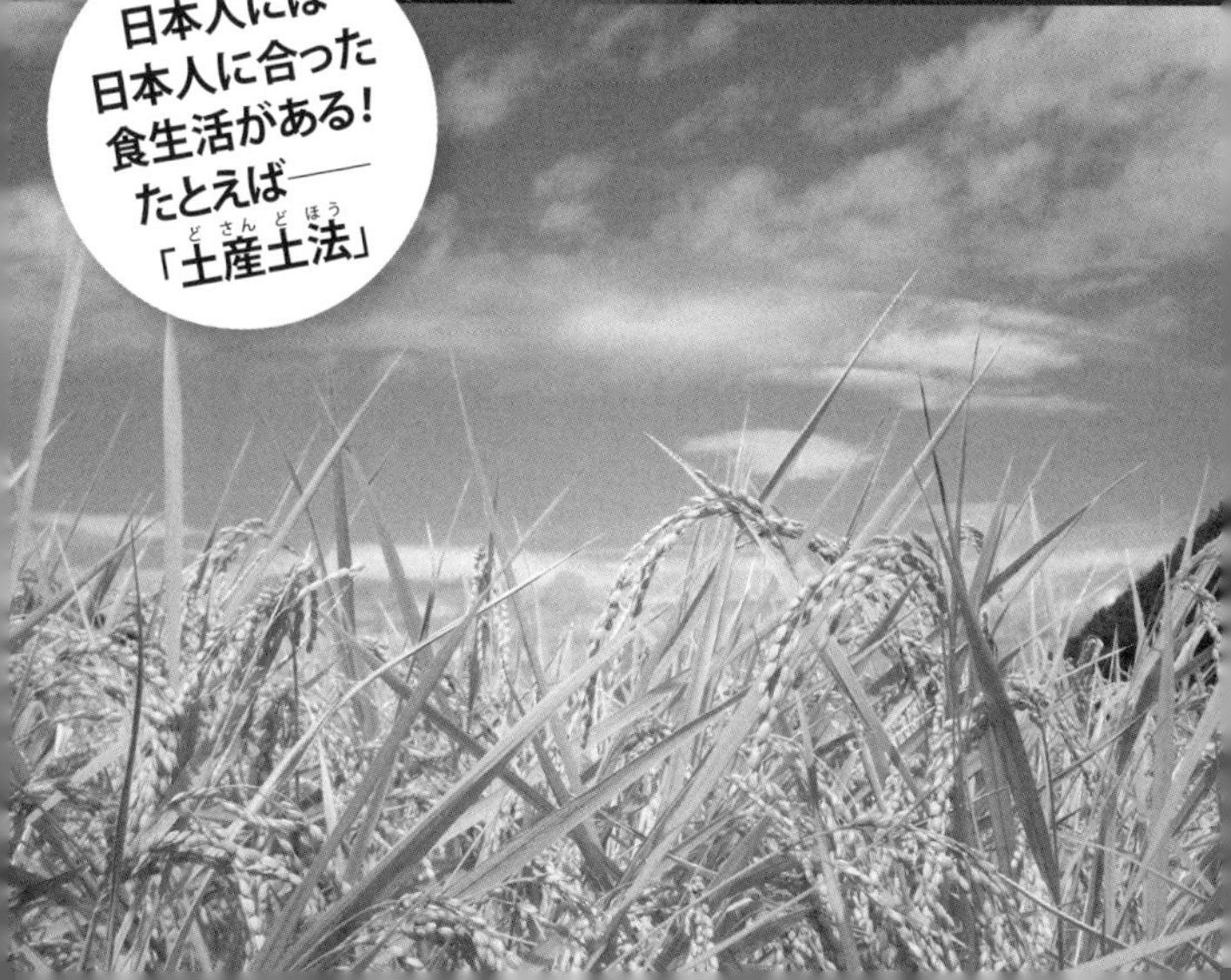
日本人には
日本人に合った
食生活がある！
たとえば——
「土《ど》産《さん》土《ど》法《ほう》」

食べ物だけの話なんです。食生活全体を考えないのは本の世界ばかりではなく、国立がんセンターなどの医療機関でも、「ワラビを食べるとガンになる」などと、食べ物だけの話をしている始末です。

しかし、私や帯津院長は、食生活全体をよくしてさえ、病気や健康にとってほんの一部の役割にしかならないと思っているんです。

健康は生活全体の問題であり、食事だけで語れるものではありません。ましてや、ある食べ物さえ食べれば健康になるなんて、無茶な話です。チョコレートを食べたら健康になるなんて、どう考えてもおかしいんです。だから、食べ物健康法を説いている九割の本は、いいかげんだと言っているわけです。

「一日何品目食べればいいのか」――健康には関係ありません！

さて、残りの一割に、食生活らしき本があります。

ところが、これにも問題があるんです。このことを説明するのはむずかしいので、いつもこんなふうにお話しすることにしています。

たとえば、一冊も食生活の本を読んでいない人は、たくさんの種類の食品を食べることがバランスのとれた食事だと考えます。実際、病院で食事指導をしていると、「一日三〇品目食べなくていいんでしょうか」と言う患者さんが多かったんです。

患者さんのうち、だいたい四割から五割の方がこうした質問をします。私は短い時間の中で、買い物の話から献立の話までしなければいけないので、一日三〇品目という質問に何とか早く答えられないかと思って、「じゃ、七味唐辛子でもかけてくださいよ、七つ増えるから」と笑ってごまかしてしまうんです。これは、**そのくらいどうでもいいこと**なんです。

そして、食生活の本を一〇冊読んだ人は、そのうちの一つを信じ込んで突っ走ります。今この本を読んでいる人の中にも、突っ走っている人がいるかもしれません。本人はハワイに向かっているつもりで、台湾に着いてしまう人ですね。

三〇冊の本を読むと、だいたいノイローゼになります。「あれっ、こっちの本で青汁がいいといったのに、こっちの本には青汁はダメだと書いてある」というように、本と本の間の矛盾に気づくんです。三〇冊も読むと、必ずバッティングします。そうすると、わけがわからなくなってくるんです。

そして、一〇〇冊も読むと何も食べられなくなります。ある本では肉はダメ、ある本ではニンジンはダメ、ある本では果物はダメと書いてあります。そうすると、**食べられるものが何もなくなります**。それが食生活の本の実態なんです。

私の本をすでに読んでいる人の中には、「おもいッきりテレビ的な人」は少ないと思います。ところが病院には、アマチャヅルから紅茶キノコになって、今はニンジンをぼりぼり食べているという人が来ることもあります。「あなた、今度は何をやるんですか」と聞きたくなるほどあれこれと変わるんです。私はそういうのを「趣味の園芸」と呼んでいます。こういうのは、放っておいても実害はありません。

チョコレートではなくニンジンですから、食べること自体は体に害もないし、悪くもありません。ただ、そういう人は、食生活全体は変えませんね。好きなものを食べながらニンジンを食べるんですから。

それで体が変わるなら、一番簡単でいいと思いますが、そうはいかないんです。

「あなたの食生活」一番の問題はどこにあるか

ここから本題に入ります。これだけ健康の情報が氾濫していると、**今の食生活はやはりどこかおかしい**と思っている人が増えていると思います。

そこで、まず最初に何がおかしいのか整理します。そして次に、現代において食生活をどう考えればいいのか、その指針となる考え方をお話しします。そして最後に、食生活の改善法を買い物の話を含めて具体的にお話しします。

今の常識的な考え方というのは、一日三〇品目食べて、塩分を一〇グラム以下に減らして、緑黄色野菜を三〇〇グラム食べる——だいたいそんな感じでしょう。ご飯を少なくして、数多くの食品をまんべんなく食べるというのが一般的な常識です。そういう常識ができてきた背景というのを、時代をさかのぼってお話しします。

この常識が広がった背景には、昭和三〇年代の栄養改善普及運動というものがあったのです。そして、この運動の理論的な根拠として「食生活近代化論」という理屈がありました。このことの影響が今でも残っているんです。そして、このせいで食生活がわかりにくくなっているんですね。

では、一体どういうことが行なわれたのかをお話しします。

まず、昭和二五年に「**タンパク質をとりましょう運動**」というのが始まりました。それから昭和三三年、六つの基礎食品を提唱し、この知識の普及が始まったんです。今でも保健所や病院では、この基礎食品の表を貼っているところがありますね。

一群は米など、二群はタンパク質、三群はカルシウムという具合に、食品をまんべんなく食べるため、六つに分類した表です。大学によっては、六つではなく四つに分けているところもありますが、狙いは同じです。

そして、その年に『頭脳』という本がベストセラーになりました。慶応大学医学部の林先生が、頭をよくするのにはどうしたらいいかを書いた本で、ポイントが二つあります。その一つが「米を食べるとバカになる」ということだったんです。この本がベストセラーになって、日本中にこの考えが広まってしまったわけです。

　こういう例はいくらでもあるんですね。たとえば、現在流行っている、「牛乳を飲んで骨粗鬆症を予防しよう」というのも同じです。二〇年、三〇年たってみたら**信じられないようなことが、平気で常識になる**というのは結構多いんです。この「米を食べるとバカになる」という本も、そうした現象の一つだったんですね。

　この本のもう一つのポイントは、あるものをなめると頭がよくなるということでした。何をなめるのか、わかる人もいると思います。

　この本には、それをなめると子供の成績がよくなると書いてあります。この本を私は持っていますが、坊主頭の子供が座っていて、その頭にじょうごでさらさらっと何かかけている挿絵があるんです。

　呆《あき》れたことに、その何かというのは、「味の素」なんです。

　今聞けば、ほとんどの人は笑います。おかしいと思います。でも、今、骨粗《こっそ》鬆症《しょうしょう》で牛乳を無理して飲んでいる人だって、同じようなことをしているんです。

　私だって、もし『頭脳』が出た当時にこれを読んでいたら、今のような知識があるわけではありませんから、的確に判断するのはむずかしかったでしょうね。それほど、健康についての情報というのは影響力が強いんです。

ただ、味の素をなめて頭がよくなるというので、本当に子供になめさせてしまった当時のお母さんは、今で言えば『チョコレート健康法』を買うような人だったろうなとは思います。

それはともかく、この本がベストセラーになって、**米食低能論が広まった**わけですが、この影響は今でも根強いですね。今では、さすがにバカになると思っている人はいませんが、ただ、米をたくさん食べることはよくないというイメージが植えつけられました。

粗食のすすめ――「タンパク質信仰」は捨てなさい

昭和三六年に、「一日一回フライパン運動」が実施されました。

この運動の意味がわかりますか？　別名、**「油のオリンピック」**と言います。フライパンを使って、油をたくさんとろうという意味だったんですね。油をたくさんとる国は豊かな国で、油の摂取量が少ない国は貧しいんだという考え方です。この運動が、保健所などを通して推進されました。

それから、昭和三八年に、「タンパク質が足りないよ」というコマーシャルが大流行したわけです。たしかクレージー・キャッツの谷啓さんが、「タンパク質が足りないよ」と言うコマーシャルだったと思います。

また、「牛乳や卵や肉は完全栄養食品」というすごい言葉もありました。完全栄養食品というのは、他には何も食べなくても、それだけで生きられる食品という意味ですね。卵だけで毎日過ごせるのかと考えたらおかしいわけですが、そういう言葉まで出たほど、肉、卵、牛乳をたくさんとることがいいんだと信じられたわけです。

「タンパク質信仰」が決定的になったのが東京オリンピックですね。

昭和三九年、オリンピックをテレビで見ていた当時の人たちは、おにぎりと味噌汁を食べていて体の小さい日本人は、肉などをたくさん食べる外国人にかなわないと思ったんです。

柔道でも負けてしまうし、走っても遅いし、飛ぶのもダメだと。おにぎりと味噌汁の食生活では、ことごとく外国人に負けてしまうと思ってしまったんですね。

オリンピックで負けるのが悪いかどうかは別問題として、タンパク質をとらないと体が大きくて強くならないと思い込んだのです。

「わかめは髪にいい」「レバーは貧血に効く」……こんな錯覚を信じるな

こうした歴史の中でつくられた常識のせいで、私たちは、食生活に関する三つの錯覚を植えつけられてしまったんです。

その錯覚を取り去らなければ、食生活の本を読めば読むほど、人の話を聞けば聞くほどわからなくなってしまいます。

そこで、三つの錯覚とは何かについてお話しします。

一つ目が、**「肉を食べて筋肉もりもり」という錯覚**です。

たとえば、私の患者さんの中にユニークな人がいました。言いにくいことなんですが、その人は、髪が薄くて困っていたらしいんですが、一生懸命何かを食べていたわけです。

何だかわかりますね。わかめなどの海藻類を懸命に食べていたわけです。海藻を食べることはいいことだと思います。ただ、そこには大きな錯覚がありますね。

私は笑いをこらえるのに必死でしたね。もしその人が考えるように、海藻を食べると海藻のように髪が生えるなら、もずくを食べるともずくのような髪の毛が生えてくるんですかね。そうすると、とろろ昆布を食べたらストレートヘア、ひじきを食べたら五分刈りかなと、その人を見ながら想像してしまったんですよ。でも、この人のような短絡的な錯覚は結構多いんです。

たとえば、今でも保健所では、赤ちゃんのためのお母さんの授乳教室で、「おっぱいをよく出すためには牛乳を飲んでください」と平気で言っているところがあります。これも笑い話ですよ。牛乳を飲んで、それがそのまま胸から出てきたら、母乳ではなくて牛乳ですよ。飲んだ牛乳が、そのまま胸に回って出てくるわけではありませんよね。ところが、いつの間にか、そういう言葉が普通になってしまうんです。

私たちは食べ物を消化するわけです。**消化するというのは、まさに消して化ける**ということです。

たとえば、ご飯には、おっぱいをつくる成分があるわけですよ。体の中でさまざまな食べ物を消化し、おっぱいをつくるのであって、牛乳を飲めばそのまま出てくるわけではないんです。それなのに、そういう錯覚がじつに多いんですね。

骨粗鬆症と牛乳についても、同じように錯覚しているんです。牛乳にはカルシウムが多い。骨にもカルシウムが多い。だから、牛乳を飲めば骨が丈夫になる。これも錯覚なんです。そんなにカルシウムをとりたかったら、セメントをなめればいいんです。大量にカルシウムがありますからね。それで骨が丈夫になるというのと同じだということです。

あるいは、「貧血の人はレバーを食べろ」というのも同様の錯覚です。

たしかにレバーは赤いですよ。でも、レバーを食べても輸血しているわけではありませんからね。レバーを食べても、それが血管の中に入っていくわけではありません。私たちは、ご飯や野菜なども食べて、それを消化し血をつくっているのであって、血を飲んで血をつくるのではありません。**食べ物からおっぱいも血もつくっている**んです。

だから、昔のある年齢以上の人は、おっぱいを出すには牛乳を飲めだなんて、そんな駄洒落のようなことは言いませんでした。その代わり、伝統的に全国的には三つの食品、食材を共通して勧めていたものです。一番多いのは餅ですね。二番は魚のコイです。そして、三番目が味噌汁です。これらの食品を母乳の出ない人に勧める例が、全国的に多かったんです。この三つの食品がいいというのは、経験的に出てきたんでしょうね。

もし、レバーを食べて貧血が治るのなら、レバーより血を飲んだほうが手っ取り早くていいですよ。でも、私たちの体というのは、そんなふうにできていません。いろいろな食品から体に必要なものをつくり上げているんです。

そうでなければ、私たちの胃袋や腸はこんな複雑な構造をしていないと思います。便秘するほど複雑な構造をしているというのは、化けるという作業をやっているからなんです。

朝は「ご飯・味噌汁・漬物・納豆」で、驚くほど健康になる！

二つ目が、**「欧米型の食生活が理想だ」という錯覚**です。

あとで詳しく説明しますが、ご飯を食べることほど大事なことはないのです。たしかに添加物や農薬など、考えなければならないことが数々あります。しかし、一番大切なことは何かといったら、間違いなく、**米のご飯をきちんと食べること**なんです。

アトピーの患者さんなどは若い人が多いですから、そういう患者さんのお母さんなどには、昭和四〇年以降に生まれた人もいます。

そんな若い患者さんやお母さんに、「朝はご飯と味噌汁と漬物ですよ。それに納豆でも食べてみたら」と言うと、「えっ?」と驚く人もいます。パンとコーヒーと牛乳とサラダ、それが普通の朝食だと思っているんですね。糠漬《ぬかづけ》を勧めると、ヨーグルトではダメですかと聞き返される始末です。

ヨーグルトがいいかどうかの話ではなくて、それほど欧米の食生活が理想であるという錯覚は、しみついてしまっているんですね。「あなたは、いくら足が長いふりをしたって、腸の長さは私と変わらないんだよ」と言いたいんですけれどね。

でも、欧米の食生活をまねた中で、一番深く日本社会に浸透したのは、肉や牛乳をとるということではないのです。もっと大きく食生活が変化したのは、**主食より副食を多く食べるようになった**ということなんです。日本人や韓国人や中国人は貧しいから、ご飯ばかり食べておかずが少ない。欧米の人たちは豊かだから、少しのパンにたくさんのおかずを食べる——こう勘違いしてしまった影響なんですね。

つまり、欧米の食生活を理想だと考えた結果、ご飯をしっかり食べることは貧しいことなんだと思い込んでしまったわけです。このことも考えてみれば、非常に浅はかな勘違いなんです。

「ソーセージ・ハム」を食べる前に絶対知っておきたいこと

欧米の場合は、パンを主食とは呼ばないんです。ところが、日本の場合は、ご飯を主食と言っています。これがなぜなのかということを少し考えれば、こんな考え方は勘違いだとすぐわかります。

この勘違いを生んだ日本の栄養学というのは、明治時代にドイツから学んだのが始まりです。その頃は衛生学と呼んでいたんですが、ドイツの考えが基本になっていました。

ドイツという国は、緯度でいうと北海道よりももう少し北にあります。北海道は梅雨がなく寒い。だから、植物は育ちにくい。ドイツもこの北海道のような環境なんですね。逆に、雨が多く蒸し暑く、雑草とりに苦労するほど植物が育つのが、本州より南です。出発点となる環境が、日本とドイツとでは大きく違っていたんです。

ドイツあたりは、寒くて雨が少ないですから、パンで腹いっぱいにするほど小麦が育たなかったんです。しかも、小麦というのは畑でつくりますから、米と違って毎年同じようなペースで収穫できないんです。一度、小麦をつくるとその分、土地がやせてしまうからですね。

一方、米の場合は、今年は一〇〇俵、来年も一〇〇俵と、何年も続けて同じようにとれるんです。つまり、土地の生産力が落ちないんです。だから、**水田というのは、世界最高の食糧生産システム**と言われています。

ところが、畑で小麦をつくると、下手をすると、一年間、土地を休ませなければいけなくなります。だから、小麦で腹をいっぱいにするというのはむずかしいのですね。

どこの国でも食生活で一番困るのは、冬を越すことです。小麦が不足するドイツの人たちは、秋になると大量に豚を殺して保存し、冬にはそれを食べて過ごしてきたわけです。

なぜ、豚は殺すのに牛や馬はあまり殺さないのかというと、豚は人と同じものを食べるからなんですよ。牛や馬は草を食べさせておけばいいんです。豚は人間と同じ食べ物を欲しますから、冬飼っておくと、人の食べ物を分け与えなければならなくなります。だから、豚には秋口にみんな死んでもらうわけです。そして、保存するために塩漬け肉にして、冬の間、それを樽から取り出して、焼いたり煮たりして食べてきたわけです。

そして、そのうち賢い人が、腸に肉を詰めたソーセージやハムという保存しやすいものをつくったわけです。

そのときに、しょっぱいだけのハムを、保存よくおいしくする魔法の粉を発見したんですね。それがコショウだったんです。コショウを入れると、肉の保存はよくなるし、おいしくなりますから、コショウの需要が一気に増えて、高価になりました。それで、コロンブス、マゼランなどが活躍したんです。

ですから、ドイツのソーセージやハムは、冬を越すための長年の苦労が生んだ、素晴らしい伝統の知恵だと思いますね。

ただし念を押しておきますが、ドイツの人たちの話であって、私たち日本人にとってソーセージが素晴らしいかどうかという話ではありません。

それから、スイスの山奥の人たちなども、冬になると食べるものが不足するので、小屋の中にタイヤのようなチーズをたくさん積んでおいて、パンか何かにつけて食べていました。つまり、パンで足りない栄養素をチーズで補ってきたんです。

ドイツやフランスの食生活をわかりやすく表しているのは、ミレーの「落穂拾い」という絵です。あの絵を見て、豊かだというイメージはわかないですよ。何か暗いというか、厳粛な雰囲気が漂っている絵です。これは、生活の厳しさを表したいい絵だなと思いますね。つまり、豊かだったからではなくて、**食べ物がなかったからソーセージやチーズを食べてきた**ともいえるわけなんです。

ヨーロッパでも南のイタリア、スペイン、ポルトガルになると、植物が育ちやすいですから、スパゲティのようなパスタや、パエリヤのようなご飯など、植物性の食べ物が多くなってきます。一般的に、寒い地方ほど動物性食品が多くなります。

ついでに言うと、着ているものも、北に行くほど動物の毛皮などが多くなります。

動物のものを身につけ、動物を食べるのは、植物が育たないからそうなるわけですね。

ところが、日本、フィリピン、タイと温暖になるにつれ、植物が多く育ちますから、植物繊維の衣服を身につけ、植物性のものを食べる傾向が強くなるんです。一般的に言えばそうなります。つまり、日本でご飯をたくさん食べてきたのは、自然が豊かで米の収穫量が多かったからなんです。貧しいからではありません。欧米の食生活が理想であるというのは、錯覚だったんですね。

「イカ・タコ」はコレステロールが多い？コレステロールを下げる？

三つ目は、**「栄養素を考えて食事をすることが科学的で正しい」という錯覚**です。これが非常に食生活をわかりにくくしているんです。

たとえば、患者さんと接していると、まるで猫を育てるように、朝から晩まで、子供に煮干しを食べさせているお母さんがいます。

そういう人は、まじめなお母さんなんです。要するに、カルシウムを子供に与えようと思って、煮干しを食べさせているんです。ところが、そういうお母さんは熱心ですから、今度は、過酸化脂質のことを本で読んでしまうんです。

そうすると、「干した魚は脂が酸化しているから危険だ」と書いてあるものですから、今度はあわてて子供に、「煮干しはやめなさい」と言うことになるんです。子供は猫ではないと気がつくんですね。

あるいは若い女性の中にこういう人もいます。「おたくのお母さんやおばあさんは、チンパンジーかオランウータンだったんでしょうか」と聞きたくなるような食生活の人です。そういう女性は、ご飯を食べないで、果物を主食にしているんです。好きで食べているのなら、まだ理解できるんです。ところが、一生懸命考えて、そんなことをやっている人がいるんです。つまり、ビタミンCということを考えているわけです。

ところが、そういう人が、しばらくして果糖についての本を読んでしまうんですね。「果物をとり過ぎると太る」と書いてあるのを読むと、途端に果物をやめるんです。栄養素を考えるとこうなってしまうわけです。

同様の例を、いくつかお話しします。

たとえば、お茶についてです。患者さんの中には、お茶をたくさん飲む人がいます。ご飯に緑茶をかけて食べている人までいます。お茶っ葉をミキサーにかけて、粉末にしてご飯にかけて食べる人までいるんです。

理由は、お茶にはビタミンCが多く、ガンにいいという理屈です。ところが、緑茶のようなタンニンの多いものを毎日飲んでいると、鉄がタンニンとくっついて出てしまい、貧血になるという本もあるんです。両方耳に入ってきたら、混乱しますね。みんなそうなってしまうんですよ。

また、イカ、タコはコレステロールが多くて、体によくないというのもあります。これは、昭和四〇年代頃に盛んに言われていました。ところが、最近では、イカやタコには、コレステロールを下げてくれるタウリンが多いから、体にいいと言っています。そうすると、それまでイカやタコは絶対食べなかった人が、急に食べ出すんですよ。**栄養素に気をとられると、良し悪しの意見がころころと変わる**んです。

さらに例を挙げます。「野菜は生でしか食べません」と言う人がいます。火を通すとビタミンCが壊れるからというのが理由なんです。馬のまねをして、みんな生で食べるわけです。

ところが、そういう人は、「おもいッきりテレビ」か何かでこう聞かされるわけです。ベータカロチンという非常に大切なビタミンがある。これは脂溶性ビタミンだから油で炒めたほうがいい。これを聞くと今度は野菜を全部炒めるようになるんです。

これらの例でもう十分だと思いますが、栄養素を考える人は、ころころ態度が変わってしまうんです。栄養素を考えていると、食生活をどうすればいいのか、本当にわからなくなりますよ。

忘れたほうがいいというのが私の結論です。そのほうが、食生活はすっきりとわかりやすくなるんです。

「煮干し＝カルシウム」といった短絡的発想はよくありません

栄養素を考えることが正しい食生活だという錯覚で、一番被害を受けた食品が卵です。卵ほどかわいそうな食べ物はありません。私が子供だったころ、病院にお見舞いに行くときは、新聞紙に卵を一〇個包んでお見舞いに持っていったものです。

また、私が風邪を引くと卵酒を飲まされたものです。遠足へはゆで卵を持って行き、弁当のおかずは卵焼きでした。お母さんたちの中には、何を勘違いしたか、お父さんに生卵を飲ませている人までいました。よからぬことを考えて飲ませていたんですね。なぜ、これほど卵が好まれていたのかというと、タンパク質が豊富だからという理屈だったんです。

ところが、昭和四〇年代頃から脳や心臓の血管が詰まる病気が増えてきて、その原因としてコレステロールが話題になってきました。そうすると、卵の黄身にコレステロールが多いから、卵を食べると体によくないということにされてしまったんです。すると今度は、卵が急に売れなくなってしまいました。

意見をころころ変える栄養学は、**卵をもてはやしたり、けなしたりと、散々に振り回してきたん**です。それでは、栄養学では今、何と言っているかというと、コレステロールにも善玉と悪玉があると言っているんです。さあ、今度は卵はどうされてしまうんですかね？

しつこくもう一つ例を挙げます。患者さんの中には、味噌汁を一日七杯ぐらい飲む人と一切飲まない人がいるんです。一切飲まない人は保健所や厚生省（現厚生労働省）の意見に従っているんですね。「塩分が多いから、高血圧、脳卒中になる」という意見です。味噌汁を食塩水と勘違いしているんでしょうね。一方、七杯飲む人は、国立がんセンターの平山先生という人の意見を信じているんです。平山先生が、「味噌汁を飲む人には胃ガンが少ない」と発表したんですね。

何を言いたいかというと、栄養学に振り回されると、味噌汁を飲むこと一つにしても、胃ガンか脳卒中か、自分で選ばざるを得なくなるということなんです。それが現状なんです。

なぜそうなってしまうのか、少し失礼なたとえで言うと、こういうことだろうと思います。

一人の女性を見て美人かどうか考えるときに、Aさんは、手だけを見て美人だと言っているわけです。Bさんは、足だけを見て美人ではないと言っているわけです。つまり、AさんもBさんも、手と足だけを見て、その人の全体を見ていないんです。

煮干しの例について言えば、ある人は煮干しは骨だけで泳いでいると思っているんでしょう。カルシウムしか見ていないわけです。ところが、過酸化脂質という本を読んだ人は、煮干しの皮だけしか見ないんです。でも、私たちは、煮干しの皮も骨も全部食べるんですよ。

卵を食べるときに、タンパク質だけ飲み込んで、コレステロールだけ鼻から出すなんてことはできないんですよ。良いものも悪いものも含めて、一つの食べ物を全部食べているんです。

もっとわかりやすく言えば、ビタミンCという食べ物を食べたことがありますか？　カルシウムという食べ物を食べたことがありますか？　ないんですよ、そういう食べ物は。もちろん薬にはありますよ。でも、そういう食べ物はありません。食べ物にはビタミンCやカルシウムが、成分として含まれているだけなんです。

ところが、いつの間にか煮干しがカルシウムの代名詞になってしまうわけです。ですから、栄養素を考えると、何を食べていいかわからなくなるんです。栄養士などの仕事をする人は別です。仕事にしている人は栄養素のこともしっかり勉強しなければいけないと思いますが、普通の人が明日からの食生活の改善を考えるなら、**コレステロールとかタンパク質とかを忘れたほうがいい**んです。そうすれば、食生活は非常にわかりやすくなります。

三つの錯覚を整理しますと、一つ目が、肉を食べたからといって筋肉もりもりになるわけではないということですね。二つ目が、欧米の食生活が理想ではないということです。欧米の人には理想かもしれませんが、日本人にとっての理想ではないんです。三つ目が、栄養素を考えると食生活はわからなくなるということです。

おそらく、皆さんには、錯覚されていた人もいるだろうと思います。

「化学物質が増えたこと」より「ご飯を食べなくなったこと」が問題だ！

この三つの錯覚と、戦後の食生活近代化論や栄養改善普及運動によって、日本の食生活がどう変わったかについて、一般論で言えばこうなると思います。

まず、あまりにも食生活が欧米化したこと。次に、あまりにも農薬や食品添加物のような化学物質が増えたこと。ここまで気づけば、かなりまともな考え方をしている人だと思います。

しかし、**一番変わったのは、ご飯が減ったこと**なんです。

食品添加物については、今よりひどいころもあったんです。

私が子供のとき、ジュースの素というのがありました。当時の私はおいしいと思ったんですけどね。うろ覚えなんですが、今考えてみれば、あれは、オレンジ色の着色料と、サッカリンか何かの合成甘味料と、ミカンの香りのする香料だけでできていたんだと思います。本当のミカンなんてまるで入っていない。つまり、食品添加物のかたまりだったんです。それを水に溶かして飲んだんですよ。

それから、これもうろ覚えなんですが、もっとすごいのは、駄菓子屋で売っていた紙に絵が描いてあったお菓子です。ピンクや水色をした紙が、お菓子だったんです。若い人には信じられないでしょうが、それをなめたんですよ。考えられます?

着色料と甘味料をなめていたんです。

今はいくら何でもそんなものは売っていません。たしかに、化学物質の総量は今のほうが多いんですが、一つひとつの食品では今より危険なものが昔にはあったんです。ですから、昔の食生活と比べて一番変わったのは、化学物質のことよりも、やはり、ご飯が減ったことだと思います。

昔の日本人はご飯中心の食生活でした。労働量にもよるんですが、**一日にご飯を六杯から八杯も食べていた**んです。あと主食につきものの、味噌汁、漬物を基本に、副食として野菜、魚を食べるという食事でした。地方によっては、ご飯がイモであったり、麦であったりしましたが、こういう食生活を長い間私たちは続けてきたわけです。

ところが、誤った知識が広まって定着した昭和四〇年頃を境に、「ご飯は残してもいいからおかずを食べなさい」という、現在の食生活へと変わってしまったんです。

なぜ「乳ガンの患者さんは、ご飯をあまり食べない人が多い」のか

私が病院で接する患者さんには、乳ガンの患者さんが一番多くて、年間何百人と接するんですが、ご飯をほとんど食べなかった人ばかりです。朝、昼、晩、たった一杯ずつのご飯さえ食べていなかったという食生活の人ばかりなんです。中には、ゼロという人もいますね。

胃袋の大きさというのは、年齢、仕事、運動量などによって違います。相撲の力士だと茶碗でご飯二〇杯ぐらい入るんでしょうが、普通の体格の人では一日、胃袋にご飯がだいたい六杯から一〇杯ぐらい入るだろうと思います。寿司屋さんに行っ

米の消費量は激減した！

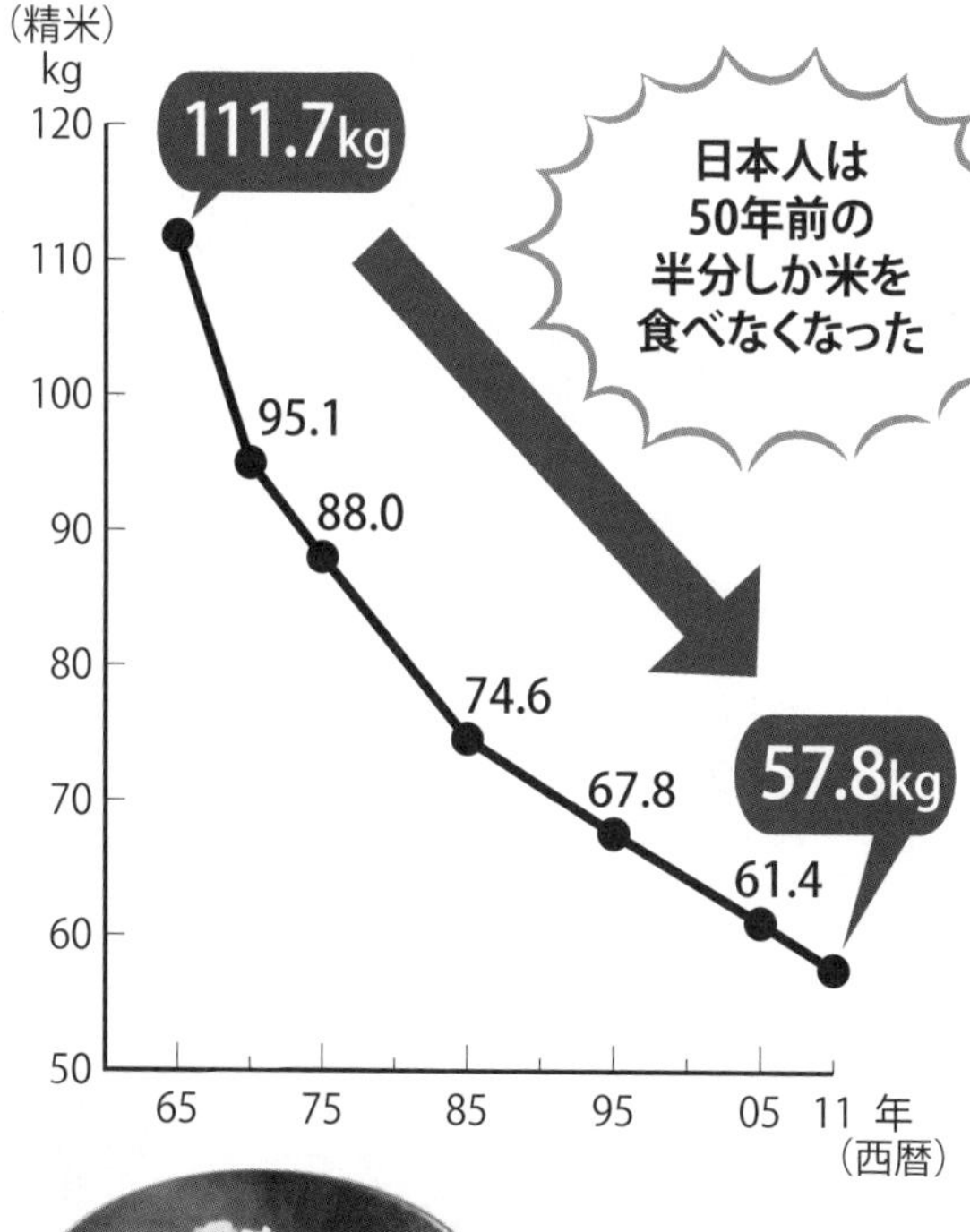

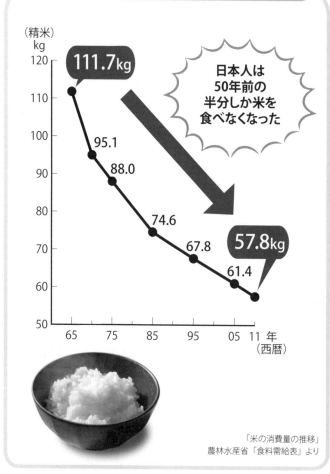

「米の消費量の推移」
農林水産省「食料需給表」より

たと思えば、そのぐらいは入りますよ。

ところが、現在の日本の食生活ではご飯が減ったので、茶碗何杯分か胃袋がすいてしまったわけです。そのままではおなかがすいて生きていられませんから、その分、何か別のものですいた胃袋をいっぱいにすることになるんです。

そして、**ご飯が減った分を埋めたのが、パン、パスタ、砂糖、油、果物、アルコール、このどれか**なんです。

勘違いしてはいけないのは、ご飯は残して野菜を食べるという人はいないということです。野菜ではおなかがいっぱいになりません。食べた直後はいいんですが、すぐにまたおなかがへってくるんです。ただ、野菜でいっぱいにできる方法が一つだけあります。それは炒めることです。これは油をとるからなんです。要するに油のカロリーでおなかをいっぱいにしているだけなんですね。

だから、結局、パン、パスタ、砂糖、油、果物、アルコールのどれかで、おなかをいっぱいにするのです。そして、ご飯が減った分、増えたものがあるわけです。

その増えたものとは、女性の場合、パン、砂糖、果物という人が多いでしょう。

男性の場合、どちらかと言えば、油、アルコールという人が多いのではないでしょうか。こうしたものでご飯が減った分を埋めて、さらに残った胃袋の隙間を牛乳や乳製品と、肉や肉の加工品で埋めてしまうわけです。

厚労省あたりに言わせれば、昭和二〇年代のころは、しょっぱくて、貧しい食生活。そして、今、豊かな食生活となったわけです。この境目は昭和四〇年だろうと思いますね。豊かな食生活になって、中学生、高校生の足も長くなったし、めでたし、めでたしだったんですよ。途中まではね。

「豊かな食生活」がアトピー・花粉症・ガンをつくっていた!

三〇年ほど前に、西丸震哉さんの『41歳寿命説』(情報センター出版局)という本がベストセラーになりました。この本によると、昭和三四年以降に生まれた人は、四一歳までしか生きられないということになるそうです。本を売るために、過激なタイトルをつけたとは思いますが、売れたということは、理由があるのです。

「そう言えば、知り合いの中に三〇代で心臓病で死んでしまった人がいる」とか、「二〇代で乳ガンの手術をした人を知っている」とか、身近に西丸さんの主張を裏付けるような例がごろごろころがっているんです。「昔、こんなにたくさんアトピーの子供がいただろうか」「昔、春先に花粉症で涙を流して、くしゃみしている人がこんなにいたんだろうか」と疑問を感じはじめたんですね。

そして、**「本当に今の生活は昔より豊かなんだろうか」**と疑問に思う人が増えてきたんです。

中でも、一番わかりやすいのは、アトピーだと思います。

というのは、私たちが接するアトピーの患者さんというのは、九割九分が昭和四〇年代以降に生まれているんですよ。昭和二〇年代や戦前生まれの人などの場合、友人や知人にアトピーで悩んでいる人など、滅多にいません。成人のアトピーが増えたといっても、四〇代以上にはほとんどいないんです。そこで、「どうも、おかしいな」と皆が思うようになってきたんです。

私のような仕事をしている人間は、「おかしいな」という単なる疑問ではなくて、「おかしいんだ」とはっきり断言しているわけです。

でも、こう言い切っている人は西丸さんなどを含めても、まだ少数派ですね。これからもっと時間が過ぎていけば、おそらく気がつくでしょう。「牛乳も肉も知らないで、しょっぱいものばかりおかずにして、ご飯ばかり食べていた時代の食生活には、意味があった」ということにです。

そして、昭和三〇年代に広まったいわゆる「豊かな食生活」で育った子供たちが元気になるかどうか、その結論もやがてはっきりと出るでしょう。

もっとも、私の結論はもう出ています。

「人体実験の結果はもう出てきている」と。「もうわかっているんだ、これ以上危険な実験を続けることはない」という結論です。大げさな言い方をしているのは、私にとっては、それほど結果が明らかだからです。

アトピーは、むしろありがたい病気だと思います。たしかに患者さんは大変な思いをしています。若い女性の中には、本当に死ぬほどつらい思いをしている人がいます。仕事ができなくなったとか、恋人と別れざるを得なくなったとか、学校の先生の場合では黒板の前に立てないとか、人生の進路を狂わされた人も多いんです。

でも、死ぬ病気ではありません。死ぬほど苦しい病気ですが、本当に命を絶たれてしまう病気ではないんです。

ただ、もしアトピーのような異常が肝臓や胃袋に起こったら、恐ろしいことです。そうなれば、事態の深刻さはアトピーどころではないはずです。

たとえば、にきびなども、おばあちゃんになるとできないですよ。老齢の人の場合、できものが出るときは、出てはいけないところにできるんです。顔ににきびができたって、「思い、思われ」なんて言っていれば済む話でしょう。けれども、肝臓にできたら、そんなのんきなことは言っていられないですから。まさに、**アトピーというのは警告**ですよ。このままではまずいんです。

「こんなに長生きにならなかったら、ガンは増えてなかった」という有名な言葉があります。たしかにそう思います。でも、アトピーのことを考えてみてください。この病気
肝臓や胃にアトピーのような異常が起こったら、と考えてみてください。この病気

は子供ほど多いんです。長生きどころの話ではなくなります。これはやはりおかしいんです。

八〇歳、九〇歳になってどこか痛いというのだったら、「しょうがないかな、年齢も年齢だし」と納得もできます。ところが、四歳、五歳の小児ガンなんて、何かがおかしいんです。こういうおかしなことが、今そこかしこで起こっているんです。

パン、砂糖、酒……ご飯を食べない人ほど「工場製品」を口にする!

現在の食生活について、気づいてほしい大事な点は、肉や果物、野菜、海藻などの生ものを除けば、日常口にする**食べ物のほとんどすべてが、工場でつくられる**ということです。

先程、ご飯が減った分、増えた食品があると言いました。それは、パン、砂糖、油、アルコール、果物、牛乳や乳製品、そして肉や肉の加工品でしたね。この中で、果物と肉を除けば、すべて工場でつくられたものばかりなんです。

まず、パンがそうです。砂糖もそうです。砂糖そのものをなめているわけではありませんが、砂糖を大量に使ったお菓子を食べているわけです。油も当然工場でつくられますし、アルコールも工場でつくられます。

牛乳も工場でつくられるのは当たり前ですね。どこかの裏庭から牛のおっぱいを搾って、それを直接飲んでいるわけではありません。牛乳も牛から搾った生乳を原料にして工場でつくるんです。ハム、ソーセージも同様です。工場でつくられるわけですから、当然、化学物質だって増えてくるということになります。

それから、**精製食品が増えている**んです。たとえば、私の家では、パンはあまり良くないと言いながらも、月に一度ぐらいはパンを焼きます。そのときは、全粒粉という真っ白ではない小麦粉を使うんです。

これは米で言えば玄米みたいなものです。茶色い麦の粉と、天然酵母を使って焼くんです。

そうすると、何時間かたって包丁で切ったらぼろぼろです。パンくずだらけにな

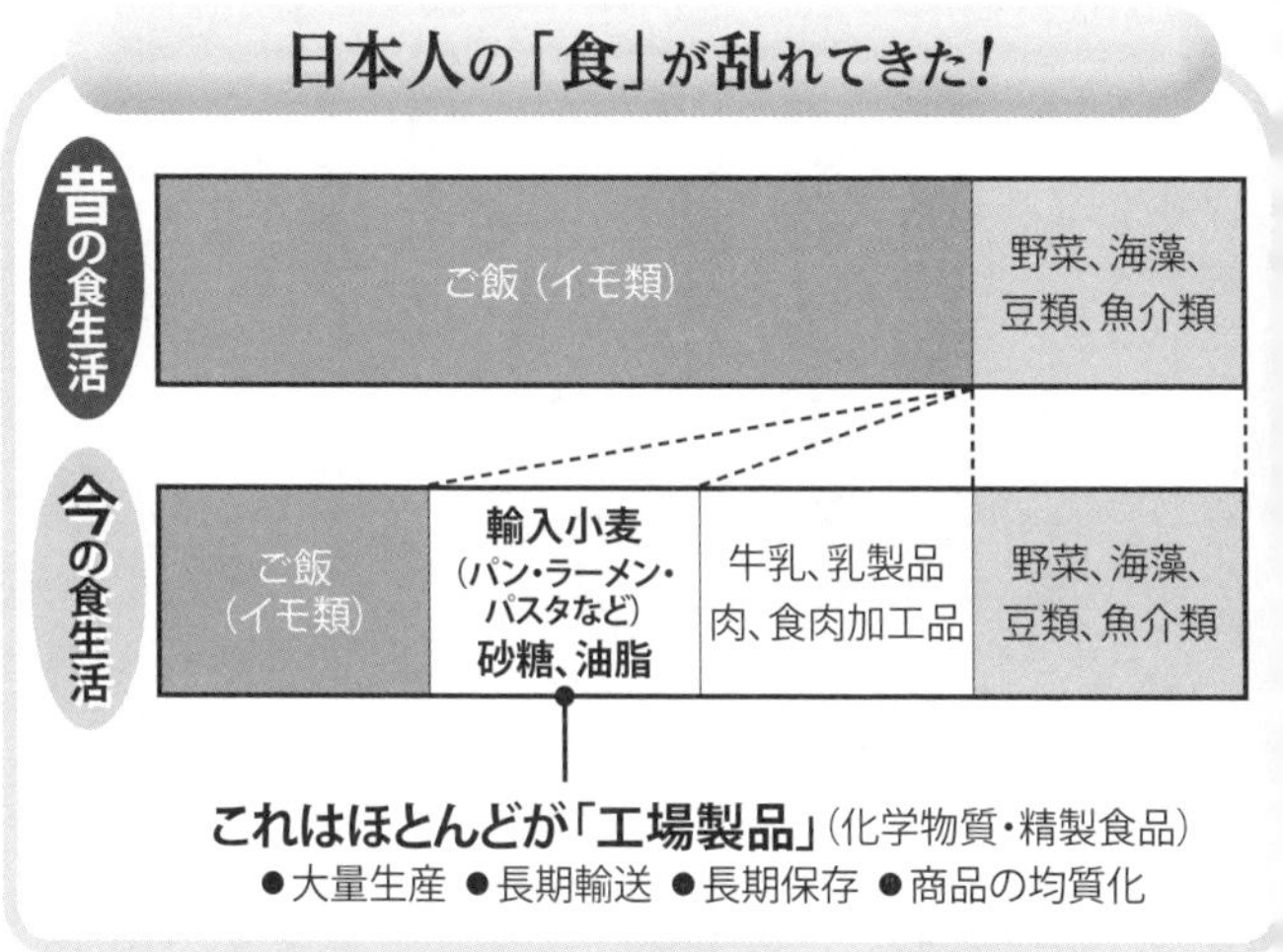

ってしまいます。ところが、工場で精製された小麦粉でつくった真っ白でふわふわしたパンは、一週間たって包丁で切っても、まだぼろぼろにならないんです。

つまり、工場でつくられるものの原則というのは、**長期輸送、長期保存できる製品**をつくることなんですね。

昔の木村屋のアンパンなどは、いくら当時流行になったといっても、しょせん買いに来るのは近所の人たちだけだったんです。豆腐屋さんだってそうですね。昔は近所の人が、自前の容器をさげて豆腐を買いに行ったものですよ。

つまり、昔のように、パンや豆腐を近

所の人だけが買っていた時代には、防腐剤なんか必要なかったんです。ところが、九州でつくったものを北海道にまで運んで売るような時代になると、そうはいかなくなります。運んでいるうちに腐ってしまうからです。また、小麦粉も真っ白なものを使わないと、保存がむずかしくなってくるんです。全粒粉は虫がつきやすいんです。

このように、ご飯を食べないようになってから、工場製品が増えるようになってきたわけです。それが現代の食生活の一番の変化だと思います。

たとえば「健康食品の七割」はただの下剤なのです!

現代の食生活の問題点は、「ワラビをやめればガンにならない」とか、「塩分を減らせば体にいい」とか、「チョコレートを食べれば健康になる」とか、そういう個別に解決できるような小さな問題ではなくて、**食生活全体に係わるもの**なのです。

あくまでも食生活全体を見直さなければ、根本的に解決できません。

ここで現代の食生活の問題点をまとめましょう。

一番目は**食べ過ぎ**です。食べ過ぎだという意味は、摂取熱量に比べて消費熱量が少なくなったということです。つまり、食べている量は以前の生活と変わらないのに、昔ほど働かなくなった、体を使わなくなったということです。

昭和一〇年代の秋田や新潟などの米作地帯の農家では、一人当たり一日にご飯を何杯ぐらい食べていたと思いますか？　一五杯から一六杯などという人もいました。今より食べていたくらいです。だから、食べ過ぎというより、体を使わなくなったということです。電気製品や自動車の普及、子供で言えば家庭内ゲーム機の普及などによって、食べる熱量よりも消費熱量が減ったことが、まず、一番目です。

二番目は、**食生活の欧米化**です。パン、肉、食肉加工品、牛乳、乳製品、油脂類の急激な増加ですね。あまりにも増え過ぎたことです。

三番目は、**ビタミン・ミネラル類、微量栄養素が減り過ぎた**ことです。その原因はいいかげんな情報のせいで、栄養素を考え過ぎている人が増えたことです。

わかりやすく言うと、野菜からビタミンCとベータカロチンがとれると考える人が増えたということです。でも、ビタミン・ミネラル類というのは、たくさんの種類があるわけで、野菜を食べたからすべてとれるという単純な話ではないのです。

大まかに言えば、不足した理由は、精製食品の増加です。米や麦の精製度が上がると、微量栄養素が減ってしまうんです。比較表を見れば、このことは明らかですね。これでは、ビタミン・ミネラル類が不足するのは当然です。

四番目は、**食物繊維の極端な減少**です。ダイエタリーファイバーという言葉が出て、食物繊維を謳った商品が売れたり、整腸作用のあるどくだみ茶が売れたりしていますが、これらはだいたい下剤のようなものなんです。じつは、**健康食品と言われて出回るものの七割は下剤**なんです。米糠健康法や紅茶キノコなど、少し昔に流行ったものもそうだったんですね。

紅茶キノコなんて、あれはただの雑菌だったんですよ。それを飲んでいたんです。あれで体調がよくなった人は、便秘の人だけだったんです。雑菌ですから、下痢してちょうどよかったんでしょうね。

あなたの「ビタミン・ミネラル」は大丈夫？

食物繊維はg、ビタミンA（レチノール当量）はμg、その他はmg、(0)は推定値、Trは微量

ミネラル

	食物繊維	カルシウム	リン	鉄	ナトリウム	カリウム
玄米	3.0	9	290	2.1	1	230
五分づき米	1.4	7	210	1.5	1	150
胚芽精米	1.3	7	150	0.9	1	150
精白米	0.5	5	95	0.8	1	89
小麦粉						
玄穀	10.8	26	350	3.2	2	470
薄力粉	2.5	20	60	0.5	Tr	110
黒砂糖	(0)	240	31	4.7	27	1100
白砂糖	(0)	1	Tr	Tr	1	2
植物油	0	Tr	Tr	0	0	Tr
ラード	0	0	0	0	0	0

ビタミン

	A	B_1	B_2	ナイアシン	C
玄米	(0)	0.41	0.04	6.3	(0)
五分づき米	(0)	0.30	0.03	3.5	(0)
胚芽精米	(0)	0.23	0.03	3.1	(0)
精白米	(0)	0.08	0.02	1.2	(0)
小麦粉					
玄穀	(0)	0.41	0.09	6.3	(0)
薄力粉	(0)	0.11	0.03	0.6	(0)
黒砂糖	(0)	0.05	0.07	0.8	(0)
白砂糖	(0)	(0)	(0)	(0)	(0)
植物油	0	0	0	0	(0)
ラード	0	0	0	0	0

七訂「日本食品標準成分表」より（すべて100g中）

そして五番目が、**化学物質の急増**です。農薬や食品添加物などの化学物質があまりにも増えたことが、五番目の問題点です。

健康問題を熱心に考えている人は、欧米化されたこと、食品添加物が増えたことの二つについては、かなり認識していると思います。でも、やはり五つの問題すべてが現代の食生活における問題点だと、総合的に考えるべきです。もう一度言いますが、けっして個別的な問題ではありません。だから、何かを食べれば解決するという話ではなくて、食生活全体をどうするか考えなければいけないのです。

2

「食べていいもの」「いけないもの」どこでわかる？

幕内秀夫

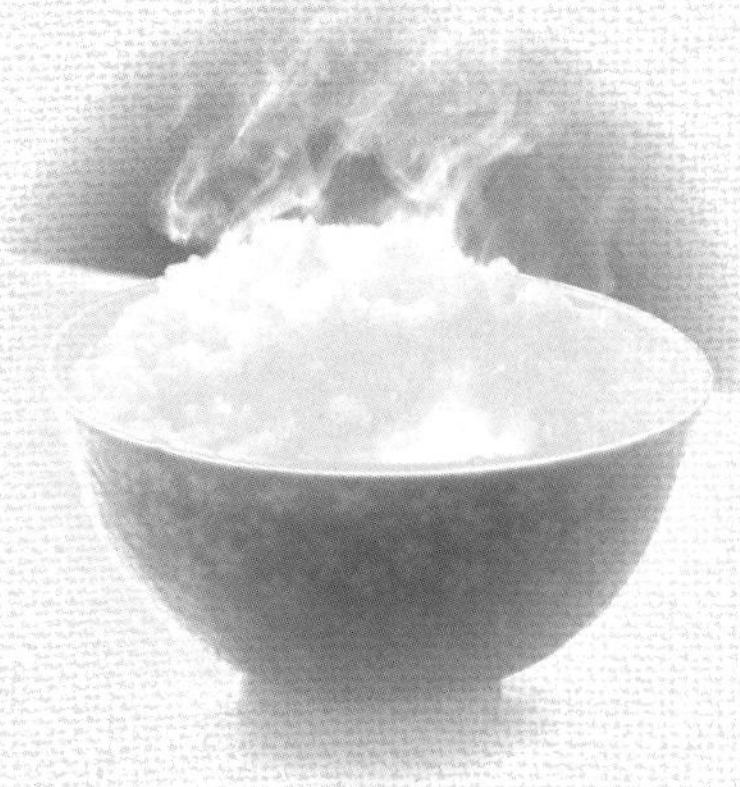

「バランスのとれた食事」は、その土地によって違います!

現代の食生活について、さまざまな情報が氾濫し、混乱していますが、けっして部分的な問題ではなく、生活全体の問題です。

健康問題を考えることは、本当は**食生活を含めたライフスタイル、生活全体を考えること**だということです。

それでは、情報が混乱している中で、私たちはどういうふうに食生活を考えればいいのか——その指針となる考え方、大きな物差しをこれからお話ししようと思います。

何を指針にするかということですが、現代の日本では、食についての情報が本当に混乱しています。

たとえば、名古屋へ仕事に行ったときに泊まったホテルで、「朝、希望の方には玄米粥を用意します」なんてエレベーターの中に貼り紙してあるんですね。それに、ホテルの中華料理屋さんのメニューに、いわゆる薬膳というものが載っていました。そこに「中国医学の先生が、あなたに合ったメニューを特別アレンジします」と書いてあるんです。

玄米粥もあれば、薬膳もある。いったいどちらを食べればいいのか、客のほうは迷うだけです。一言で言えば、これは新型グルメだと思います。

情報が混乱している中で、いったい何を食生活の指針にすればいいかが、わかりにくくなっています。私は、オーソドックスな考え方とは違う考え方をしているわけですが、その背景にあるのは、若いころの体験なんです。

この仕事につくまえに、鹿児島にある佐多岬という九州の一番南の岬から、北海道の宗谷岬まで歩いていったことがあるんです。

乗物に乗らない徒歩の旅行で、農家に泊めてもらったり、一緒に食事をしたりという経験をしたんです。ヒッチハイクではなく歩くわけですから、歩けるところまで歩いて、疲れたらそのまま眠るという旅行でした。

ですから、ときには海岸で一服していたら、歩き疲れでそのまま熟睡してしまい、目を覚ましたら朝になっていたということもありました。

一日六〇キロも歩けば、疲れ果てて、不眠症にならないものですね。それから、徒歩での能登半島一周、四国横断もやったことがありますから、今まで少なくとも日本中を何千キロかは歩いているわけです。

そこでつくづく思ったのが、**食生活はその地方によってみんな違う**、ということだったんです。

そして、数多く何でも食べることがバランスのとれている食事だというのは、どうも腑に落ちないと思うようになったわけです。もし、一日三〇品目何でも食べることがバランスの良い食事ならば、それが普及しますから、鹿児島に行っても沖縄に行っても、みんな同じものを食べるようになるわけです。でも、それが理想だというのはあまりにも寂しい話です。

私は沖縄に何度か行っていますが、沖縄の食事はさすがに脂っこく豚肉が多いと感じます。うんざりしてきて、三日もたつとお茶漬けを食べたくなるぐらいのくどさです。でも、「ああ、沖縄に来ているんだな」という気分になります。それで、バランスの良い食事という概念に疑問を持ったわけです。

それぞれの地方には、それぞれの食事があるわけです。そこで、「フードは風土が決めるのではないか」と、よくこんな冗談を言っているんです。

土産土法――野菜を食べない「アラブの砂漠民」が元気な理由

私は外国には、何度も行っているわけではありませんが、海外のさまざまな地方の食事について、読んだり食べたりしてみました。すると、それぞれ地方ごとに食べているものがまるで違うということに気がついたのです。

たとえば、砂漠などでは、食事のバランスがとれているどころではない、ほとんど野菜を食べない生活ですが、それでもちゃんと生きているわけです。それどころか、中近東の砂漠地方に多いイスラム教の人だと、そんな食生活なのに、奥さんが三〇人もいるという元気な人までいるんです。

なぜ、そんな食生活でこんなに元気なんだろう、食事のバランスとは、はたして何だろうと、考え込まざるを得なくなるんです。

ところが、いろいろ調べていくと、一見すると食べているものが地方によってみんな違うようでも、その根底には共通性があるんですね。

私たち日本人の伝統的な食事も、他の民族の食事も含めて、健康にいいと言われてきた食事には、ある法則、共通性があったんです。それが今の日本ではあまりにも損なわれてしまったんです。

その共通性は何かというと、「**土産土法**《どさんどほう》」ということです。

言い方はそれぞれ国によって違いますが、意味はどれも同じです。これが私たちが食生活を考えるときの大きな指針であり、ぜひ皆さんに覚えていただきたいことなんです。しかも、これを覚えれば、本当に**食生活の改善は簡単**になります。

1章で言ったように、カルシウムがどう、過酸化脂質がどうと悩むよりは、「土産土法」という物差しを持つほうが、食生活に大きな間違いが起こらないのです。

「土産土法」―これほどいい食べ方はない！

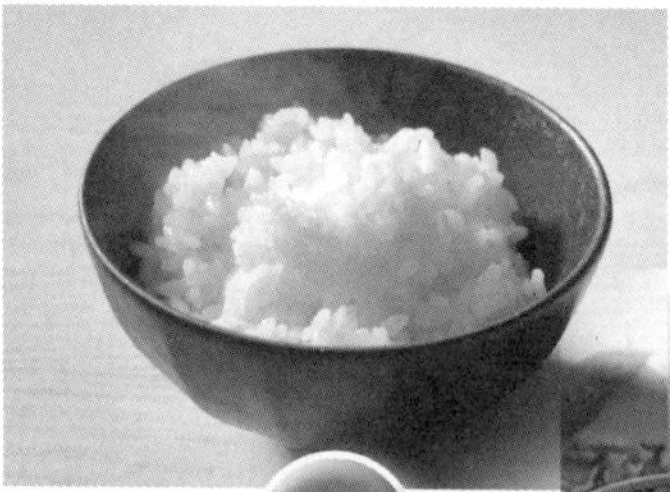

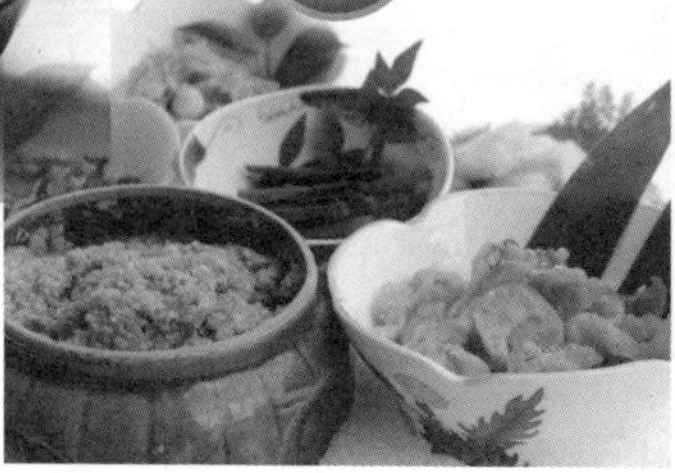

その土地で、その季節にとれるものを
その土地の調理法で食べる！

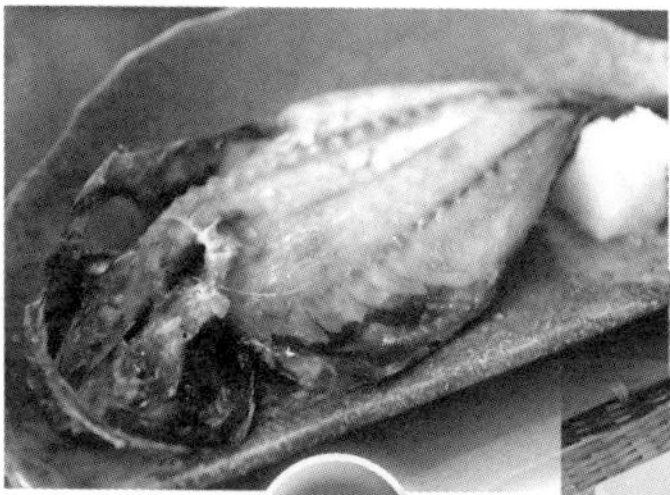

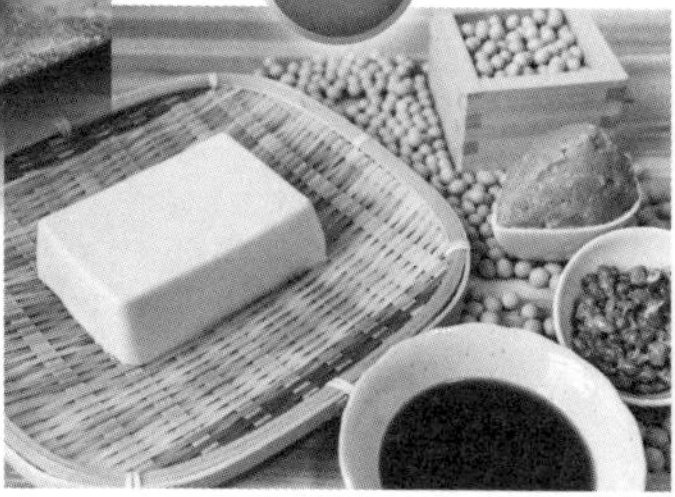

いい食生活は「水・米・イモ・野菜の順」と考えてください！

さて、ではこの土産土法とはどういうことか、説明していきます。

土産というのは、**その土地で、その季節にとれるものを食べる**という意味です。

もっとも自然な考え方は、たくさんとれるものはたくさん食べて、滅多にとれないものは滅多に食べないということです。

これは食生活の当たり前の基本です。

非常にシンプルな考え方です。たくさんとれるものをたくさん食べれば、おカネもかかりません。滅多にとれないものをみんなで食べようとするから、高くなってしまうということです。

たくさんとれるものをたくさん食べることは、大切なことなんです。

たとえば、イヌイットの人たちのように、氷の上に住んでいる人たちは、もともとはアザラシやクジラなどの肉だけの食生活で、野菜も果物も穀類もイモ類も食べなかったんです。それでも何千年、何万年と生きているんですから、それがあの地方で生活する人々にとって、バランスのとれた食生活なんだということです。

ちなみに、世界の食生活の中でもっとも変則的だと思われるのは、イヌイットの人たちの食生活だと思います。赤ちゃんのときから死ぬまで、**ほぼ肉一〇〇%の食生活**なんですから、これほど変則的な食生活は他にありません。

でも、考えてみれば、イヌイットが暮らしてきた零下四〇度とか五〇度という環境の中で、何を食べたらいいのかと私に聞かれても、「そういうところで生活したことがないから、わかりません」と言うしかありません。「そういうところに生活している人に聞いてみたらどうですか」としか答えようがないわけです。

しっかり密閉した冷蔵庫でさえ、冷凍室が零下一八度ですから、零下四〇度というのは、それよりもっと寒いわけです。ですから、おそらくご飯なんかを食べていたんでは体温を保てないから、高脂肪な肉を食べているのではないかと、私の浅知恵でも想像できます。この例からも、その土地でとれるものを食べることが、いいのではないかとわかるわけです。

日本人の話に戻れば、一番たくさんとれるものとは、具体的には何でしょうか？

それは水です。

だから、**水が一番大事**だと思えばいいんですね。二番目にたくさんとれる米がその次に大切で、その後は、イモ、野菜などになってくると考えればいいんです。

これはきわめてシンプルな目安になります。野菜の選び方もそれでいいんです。ベータカロチンだビタミンCだと悩むよりは、季節の野菜を食べていれば、それで大丈夫だし安上がりなわけです。

「赤ちゃんが嫌いなものは大人も控えるべき」という便利な目安

また、「赤ちゃんが食べるものの順番は、私たちにとっても大切な順番」という言葉も目安になります。

つまり、**赤ちゃんが食べないようなものは、大人も控えなければならない**ものだということです。赤ちゃんはウイスキーを飲みませんし、ビールも飲みません。だから、これらは大人も控えたほうがいいということになります。こう考えれば、非常にわかりやすいんです。

赤ちゃんが食べる順番は、おっぱいが終わったら離乳食になって、次に食べるものはジャガイモとか、サツマイモを裏ごししたものです。その後にカボチャなどの野菜になるわけです。おっぱいは別にして、この順番が大人にとっても大切なものの順番だということなんです。

若いお母さんはみんな、「うちの子供は野菜が嫌いだ」と言うんですが、嫌いではないんです。まだ食べなくていいから、食べたがらないだけなんです。たとえば、子供はミョウガは食べませんし、ラッキョウも食べません。ミョウガやラッキョウは、オオバとかネギと同様に薬味みたいなものですから、命には関係ないんです。

赤ちゃんは、命に大切なものから順々に食べ始めて、やがて野菜、肉、魚などを食べるようになります。さらに成長するに従い、まんじゅうとか、ケーキといったお菓子の類も食べるようになり、大人になると、ウイスキーとか、焼酎のようなお酒を飲むようになります。

そして、年齢を重ねて老いてくると、言いにくいことですが、赤ちゃんの頃の食事に戻ってくるようです。最後は病院に入院して、お粥か重湯《おもゆ》を食べて、重湯も食べられなくなると、もう水しか飲めなくなります。そうすると、普通の病院の場合では、そこらじゅうに管を入れられて、点滴されてしまうというわけです。

赤ちゃんが食べられないものは、大人にとってもおおよそ控えたほうがいいというのは、食生活の大きな目安になります。

次に、赤ちゃんにとって、何が一番いい飲み物なのか考えてみると、それはまず水です。では、お茶はどうでしょう？　赤ちゃんは緑茶を飲まないですね。緑茶が健康にいいなどというのは、ビタミンCが云々《うんぬん》といった単純な発想です。**一番いいお茶は何かといったら、赤ちゃんが飲める番茶**に決まっています。これは、お年寄りにも体にやさしい飲み物なのです。

食生活の目安になるのは、まず、赤ちゃんが好みそうもないものは、大人にとっても控えておいたほうがいいということと、もう一つは、その土地、その季節にとれるものを食べるということです。全部こう考えれば、大きな間違いにはなりません。

下手な考えよりもよほど単純明快だし、現実的です。ただ、野菜や果物がわかりにくいなどということはありますが、おおよそのことはわかるはずです。

「食材を丸ごと食べる」——栄養バランスはここから生まれる!

次に、世界中の人たちの食生活の共通点としてあるのは、土法ということです。

要するに、土法というのは、**昔からその土地に伝わる調理法**ということです。土法には土地ごとにさまざまありますが、その意味は共通しています。

イヌイットの例で「なるほどな」と思うのは、肉を食べるとき、全部生で食べることです。焼き肉が大好きな人でも、ご飯も野菜もイモもパンもなしで、焼き肉だけをはたして何日間食べ続けられるかと考えたら、一週間だって無理です。では、イヌイットはなぜ毎日食べ続けられるかというと、生で食べているからなんです。飲み屋のメニューに馬刺しや牛刺しがありますが、あれには脂が全然ないですよね。生の肉は、味もそっけもないんです。肉というのは焼くと脂が出てくるわけです。そうすると、三回と続けては食べられなくなるんです。

ところが、生だと続けて食べられるわけです。これは知恵というより、木や草が生えていないから、燃料がなかったということでしょうね。だから、焼くわけにもいかず、生で食べてきたということでしょう。

また、イヌイットのアザラシやオットセイの食べ方をさらに詳しく調べると、おなかをナイフで割いて、最初に肝臓、腸、腎臓といった内臓をまず食べて、その他の肉は放っておくわけです。

すると、零下何十度の世界ですから、肉が凍るんですね。それを後で削って食べるわけです。このように、内臓を含めてアザラシなどの肉を丸ごと食べるわけです。

このことからもわかるように、**肉を食べたら野菜も食べるというのが、バランスのとれた食事というわけではない**のです。

肉を食べるなら、頭から尾っぽまで食べることが、バランスのとれた食事なんだと思います。さもなければ、砂漠や氷の世界などさまざまな土地で生活している人たちが、さまざまな形の食生活をしているわけですから、世界の九割の人は偏食で体調がおかしくなっているはずです。

肉とのつき合いの長い人が多く住んでいる土地、たとえば沖縄や横浜の中華街に行くと、豚の頭や足などが吊るしてあります。

つまり、こうした土地では、豚の頭や足を食べるんですね。さらに耳や内臓も食べます。やはり肉とのつき合いの長い地方の肉の食べ方は、イヌイットの肉の食べ方と共通しているところがあります。

要するに、内臓も含めて**「丸ごと食べる」**という点で共通しているんです。

肉を大量に食べているぶん、野菜も食べているかというと、必ずしもそうではないですね。肉も与えてくれて、野菜も与えてくれるという土地はそうそうないということです。

インディアンの教え――
「病気になったら豆を食べろ」の「豆」とは？

私は中国の砂漠地方へ行ったことがあるんですが、物は試しだから、何でも食べてやろうと思っていたんです。

ところが、ラクダの脳味噌を出されたときはさすがに困りました。ラクダの頭をどんと置いてあって、子供がナイフで脳味噌を生でとってくれたんですが、どうぞと出されても、さすがに私には食べられませんでした。でも、あれこそが肉食民族の食生活なんだと思います。

見方を変えて言えば、たとえばイヌイットの人たちが、大変な思いをして一匹のアザラシをとっても、もしロースとヒレの部分だけを食べて、残りをみんな捨ててしまったら、獲物の大部分を無駄にしてしまうことになります。

内臓、毛、目玉、足などを捨てたら、きっと体重の八割ぐらいにあたる量を捨ててしまうことになるでしょう。そんなもったいないことはできません。

だから、「丸ごと食べる」ということの背景にあるのは、健康のためということではなくて、もったいないということですね。それが結果的に言えば、非常に健康的だったわけです。

インディアンの伝説に、**病気になったら「豆」を食べろ**というのがあります。

彼らも狩猟が中心でしたから、食べ物は鹿やバッファローなどの動物の肉が中心です。「病気になったら食べる豆」とは腎臓のことなんです。

鹿やバッファローの腎臓は見たことがありませんが、豚などの腎臓は確かに豆みたいな格好をしています。

さて、肉を食品成分表というので調べてみると、腎臓やレバーなどの内臓は、ロースやヒレとは成分がまったく違うんです。とくに、ビタミンCなどはレモン並なんですよ。食品成分表には、もちろん鹿は出ていないんですが、豚、牛、鳥と成分に差がないと考えていいでしょう。

栄養学的な見地から言えば、インディアンの知恵は、なるほどもっともだなと思いますね。

「体にいい讃岐うどん」「ふつうの讃岐うどん」ここが違います！

「丸ごと食べる」といい食品は、何も肉ばかりではないんです。そこで、肉以外の実例をいくつか挙げてみます。

昔、米がとれずに、そばを朝昼晩食べていた地域がありますが、そういうところのそばの食べ方は全部同じです。楽しみではなくて、そばを主食にしてきたところでは、**そばの殻をとったら、なるべく丸ごと粉にして食べる**わけですよ。

丸ごと使った粉で打ったそばは、黒くて、太くて、食べたらぼそぼそという感じになるんです。岩手、出雲、戸隠といった、昔からのそばどころでは、どれもこういうそばなんです。

それから、香川県は讃岐うどんで知られた土地ですが、地元の年配の人たちに「どこかの時代で、うどんを食べるときの音が変わりませんでしたか」と聞くと、ほとんどの人が、少し考えて、「ああ、そう言われればそうですね」と答えます。

これはそばの場合と同じなんです。

要するに、茶色い糠がついたまま小麦粉にしてうどんを打つと、山梨県のほうとうみたいな、太くて、あまり見た目のよくないうどんができるんですよ。こうしたうどんを食べると、「つるつる」と滑らかには食べることができません。昔の讃岐うどんは、そういううどんだったんです。

ところが、今は、小麦の精製度の高い真っ白な粉でつくりますから、のどごしが良く、「つるつる」と食べることができるんです。だから、あるときから、讃岐うどんを食べるときの音が変わったのです。

昔は、うどんが主食でしたから、小麦を丸ごと食べていたんですね。主食は共通するんです。

トウモロコシの「一番上手な食べ方」知っています？

主食を丸ごと食べていた例をさらにいくつか挙げます。

南米のトウモロコシを主食にしている国では、私たちのように、ゆでてかじったりはしません。保存の問題もありますが、それだけが理由ではありません。

私たちが、トウモロコシをゆでてかじるのは、おやつだからなんです。でも、トウモロコシを主食にしているところでは、そんな食べ方はしないんです。

日本でも山梨県の一部には、トウモロコシを主食に近いほどよく食べてきた土地があります。そういう土地で、トウモロコシを食べるときは、**手でほぐして、さらに粉にしてから食べる**んです。粉をこねて、まんじゅうをつくるか、お好み焼きのようにして焼いて食べたわけです。

なぜ、トウモロコシを主食として食べるときは、いちいちほぐして粉にするのか

「食材を丸ごと食べる」コツ

そば ― 殻をとったら、丸ごと粉にして打ったそばを食べる

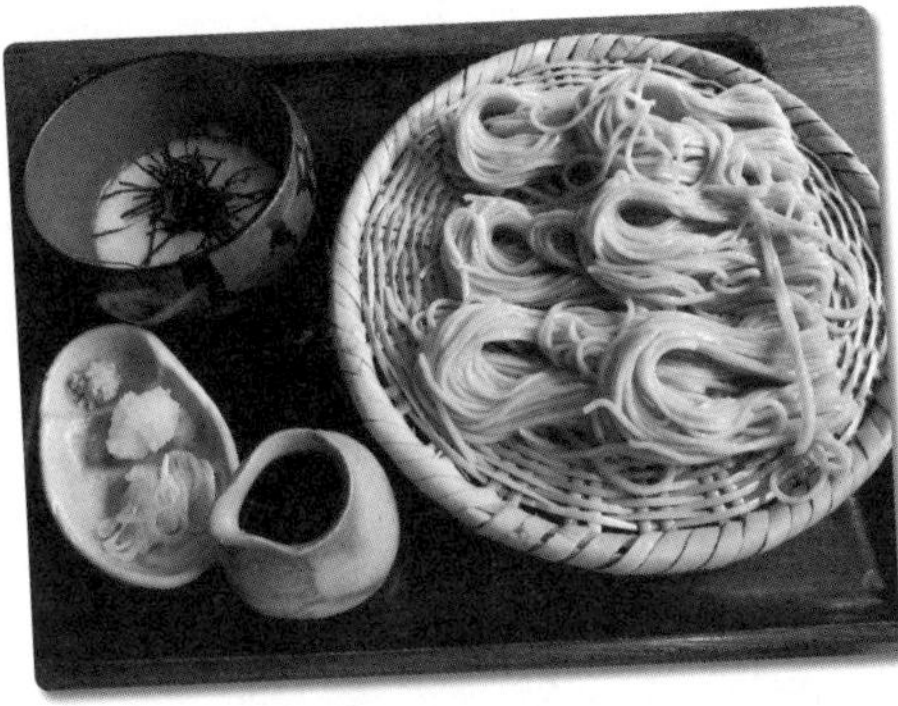

魚 ― 小魚のにぼしなら、頭から内臓、尻尾まで食べられる

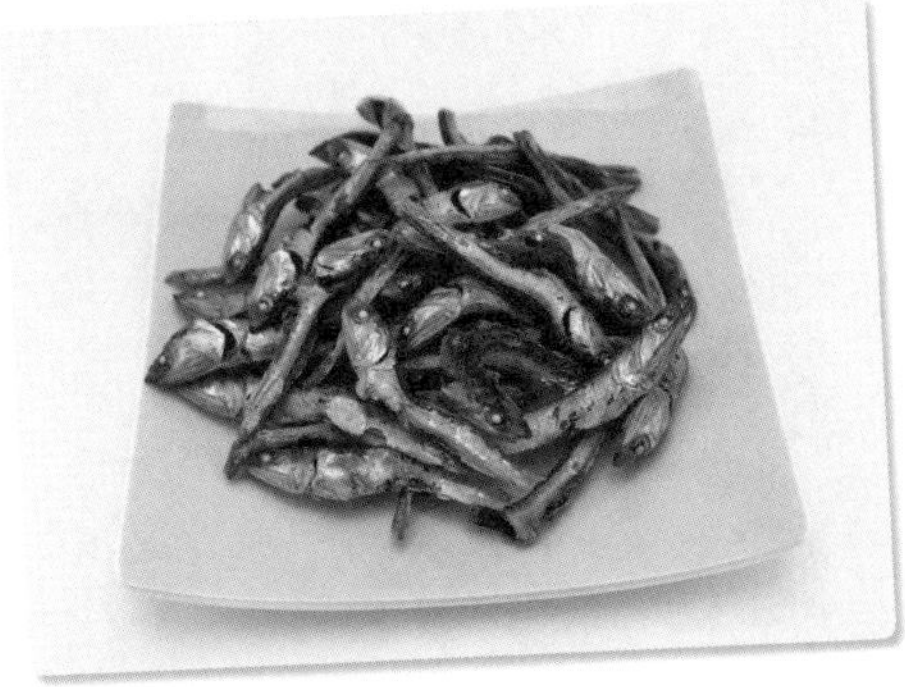

というと、そのままゆでてかじってしまうと、トウモロコシの芯に胚芽の部分が残ってしまうからなんです。

縁日の焼きトウモロコシがわかりやすいですね。かじると、芯に黄色いものが残るでしょう。あれが胚芽なんです。主食としてトウモロコシを食べていた人たちにとって、**胚芽を残すような食べ方は、もったいなくてできなかった**んですよ。

また、魚を丸ごと食べる例は数多くあります。

とくに、北海道に住んでいるアイヌの人たちは、かつてシャケを主食にしていたときがありました。その名残で、今でも北海道に行くと、シャケ料理として、氷頭《ひず》なますなど、骨を薄く切った食べ物があります。

また、お土産屋さんに行くと、メフンといって、シャケの肝を塩漬けしたものもあります。塩辛みたいなものですね。その背景にあったのは、健康のためではなくて、もったいないという知恵だったんだと思います。

ここで、整理してみます。

食生活を考えるときに大切なのは、一つ目は、その土地、その季節にとれるものを食べればいいということで、二つ目は、なるべく丸ごと食べられるもののほうがいいということです。

例外はあるんですよ。「フグはどうやって丸ごと食べるんだ」と言われたことがありましたけれど、たしかにフグは例外なんです。

ところがこれは余談なんですが、「フグは例外です」と言ったら、富山県の人が私に猛毒のフグの卵巣を送ってくれたんです。卵巣が糠漬で二年、塩漬けで何年というふうに基準になる年月漬け込んで、検定印をもらって、はじめて食べられるそうです。高いそうですよ。あまりにもったいないから、知人のところへ持っていって、知人が食べるのを見てから食べました。

後で笑ったのは、何で二年で大丈夫だとわかったんだろうということでしたね。考えると愉快だと思いませんか。多分、食べて痛い目にあった人がいたんですよ。あるいは猫のタマかミケに食べさせたのかもしれませんけれど……。

それはともかく、こうしたことが、伝統的な食生活の知恵なのではないでしょうか。「丸ごと食べる」ことがいいと思っていれば、大きな間違いはしません。

さて、土産土法という二つの指針を基本において、次の章では、明日からの食生活をどうするかという具体的な話に入っていきたいと思います。

3

粗食のすすめ――
あなたを確実に健康にする
一〇の習慣

幕内秀夫

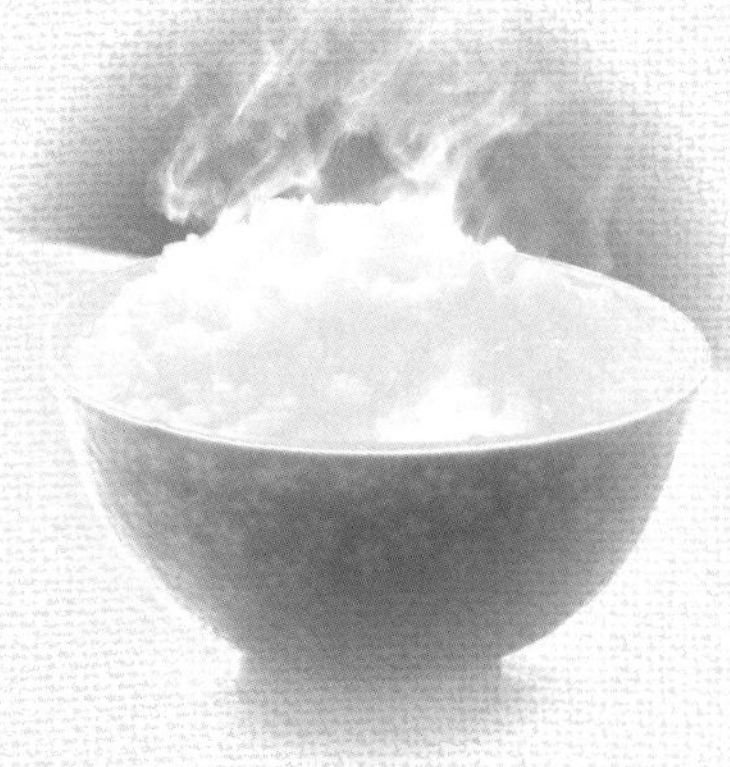

家族と「二割以上違う食事」をしてはいけません！

具体的な食生活を考えるにあたり、まず二つのことを確認しておきましょう。

一つは、病気が何かで、食事の問題を考えるのではないということです。もちろん、私たちが医療機関にいるときには、患者さんのカルテや検査結果のデータなどを持って食事の話をします。

しかし、私の場合、そうしたものをほとんど見ません。なぜ見ないかというと、薬は病気や症状に合わせて使えばいいのですが、食事はそうはいかないからです。ある人に食事の指導をすると、その患者さんだけでなく、その人の家族や周囲の人たちを巻き込みます。

だから、**理想的食生活というのは、体と家族と社会に合わないとダメ**なんです。そうしないと、いくら理想的な食事でも、長くは続かないんですね。

戦後の間違ったキャンペーン、「タンパク質が足りないよ」という言葉のせいで、現代の食生活は、肉だの、牛乳だの、卵だのを食べ過ぎていますね。

その反動として、菜食主義がいいなんて言っているのんきな人がいます。でも、そういう人のほとんどは、長く続きません。なぜ続かないかというと、ほとんどの場合、家族の反感を買ってるからなんです。本人の食事はよくなっても、家族や友人に相手にされなくなってしまうパターンが多いのです。

健康のためなのに、友人とけんかしたり夫婦げんかをするというのは、やはりおかしいと思います。そういう人は自分の食事のことしか考えていないのです。

ただし、言っておきたいのは、これからの話は、特殊な人には当てはまらないということです。たとえば、特殊なアレルギーの場合です。もっとも、アトピーのほとんど九割九分は特殊ではありません。サバを食べるとじんましんが出るような特殊なアレルギーがありますが、それとアトピーとは別です。アトピーで何かを食べると良くないという人は、そうはいません。

特殊なアレルギーの人は自覚があります。アメリカなどでは、ピーナッツを食べたら死ぬ人がいますし、日本で意外に多いのは、そばで死ぬという人ですね。そうした特殊なアレルギーや、クローン病という腸が細くなってしまう病気の人、あるいは人工透析を受けている人などには、これからお話しする食事は当てはまりません。例外です。

大学病院で食事指導を受けている人は、大学病院の話に七割は耳を傾けないといけません。大学病院というのは、病気を治すために食事を教えているのではなく、危険を避けさせるために教えているんです。たとえば、クローン病のような病気の人は、ふだんからほとんど流動食です。そういう人は、私の話を聞くまでもなく、病気の食事を守るしかないわけです。

こうした例外的な病気ではない人の場合は、「病気が何か」、あるいは「健康なのか、病気なのか」ということだけで、食事を考えてはいけないということです。皆さんは、それぞれ家族構成が違います。好みも違います。仕事も違います。そうした自分の条件を考えて、自分の理想的な食生活を見つけないと、一カ月しか続きません。

たとえば、サラリーマンで、仕事のつき合いがあるから、どうしても夜飲まないわけにはいかないという人は、アルコールの選び方を考える。それがその人の食生活の理想だと思うんですね。誰も彼もが同じ理想ではないんです。

自分の食生活の理想を考えるとき、まず理解してほしいことは、目安として、**家族と二割以上違う食事をしてはいけない**ということです。たとえ玄米がいいと教わっても、主人は白米、娘はパン、私は玄米なんて無理なことをやるべきではありません。なるべく家族と同じように食べるべきだということを覚えておいてください。

「おカネがかかる」「手間がかかる」食事療法ほど、効果がない！

二つ目にわかっていただきたいことは、食生活の改善では、大切なことほど**おカネがかからず、手間がかからず、誰にでもできる**ということです。

中には、私の話を聞いても、「とても自分にはできそうもない」と言う人がいると思います。でも、どんな人でも、一番大切なところは絶対に実行できます。

「一番大切なことは、ご飯をきちんと食べることだ」と聞いた瞬間、頭を抱える人はいませんからね。「セブン‐イレブンで買ったご飯を食べてもいい」と言っているんですから、誰でもできます。

たしかに、三番目、四番目、五番目になってくると、うちはできないという場合もでてくるんです。

食生活は大切なことほど、簡単なんです。

ところが、食事療法となると手間がかかるし、おカネもかかってむずかしいんです。だから、食生活改善は大変だなどというのは、病院で塩分を一日に七グラム以下にしなさい、などと言われている人の場合です。

もっとも、七グラムなんて言う病院のほうもおかしいのです。

もし塩分七グラムなんて本気でやったら、半年も経つと間違いなく血圧が上がります。朝から晩まで電卓をはじいて塩分の計算なんかしていたら、それがストレスのもとになるんです。

だから、食生活は、大切なことほど簡単で、どうでもいいことをやろうとすると

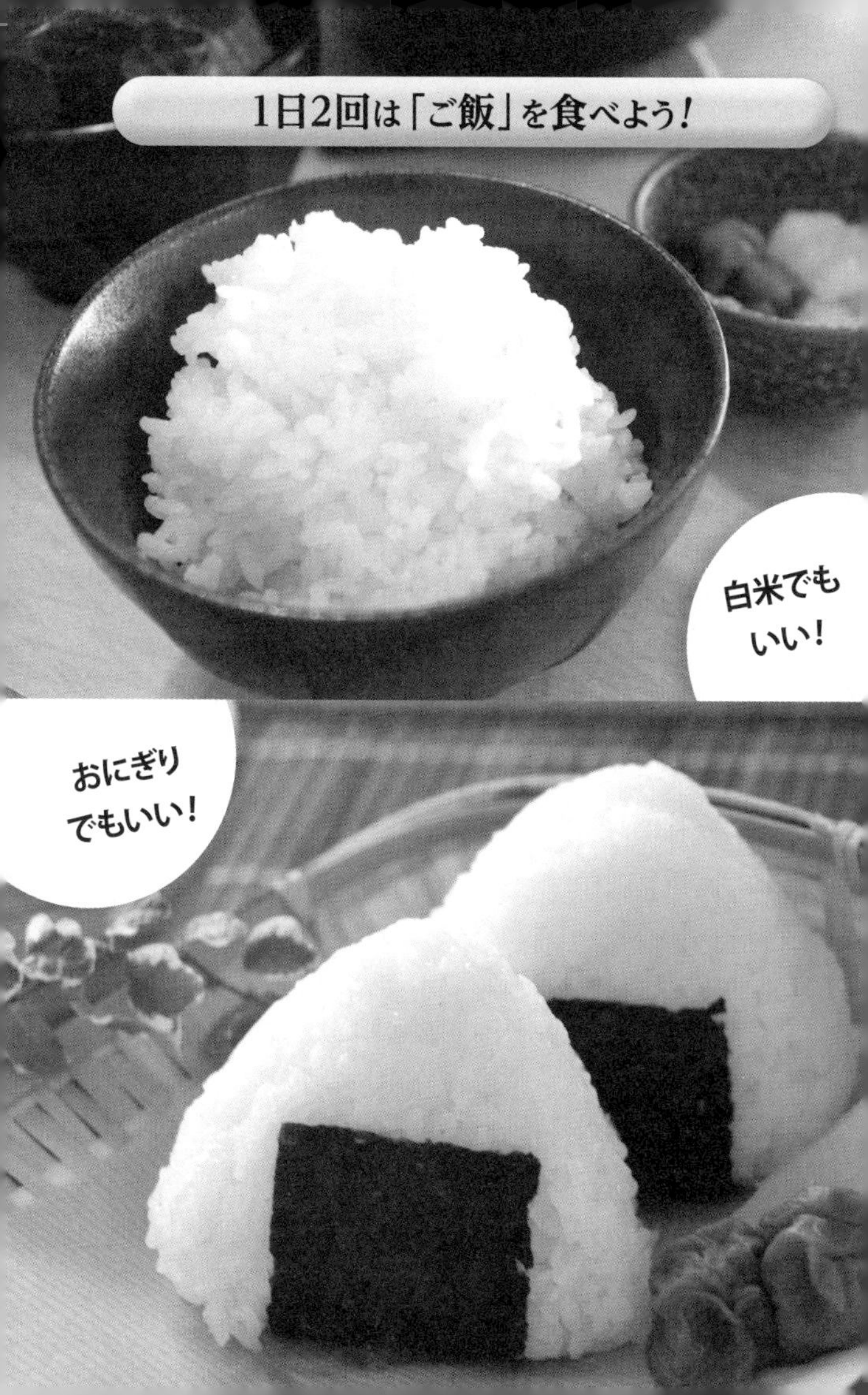
1日2回は「ご飯」を食べよう!
白米でも
いい!
おにぎり
でもいい!

むずかしいということを、ぜひ、理解してください。

もっとわかりやすいたとえで言えば、家を建てるとき、大切な土台や柱に関する質問には簡単に答えられます。

「柱は太いのと細いのではどちらがいいでしょう」と尋ねられれば、「太いほうがいい」とすぐ答えられるんです。ところが、「カーテンは何色がいいですか」と言われたら、「ピンクでも黄色でも好きにしたら」とでも答えるしかないんです。もし、ささいな問題に真面目に答えるとしたら、むずかしくなるんですよ。

食生活にも土台があり、柱があり、絨毯や表札もあると考えてください。絨毯や表札なんかはどうでもいいんです。それで家全体が傾いたり壊れたりするわけではないのですから。

でも、土台や柱が悪いと家が壊れる危険がありますから、そうはいかないんです。だから、大切な土台や柱をどうするのかというのは簡単にわかるわけです。その点は食生活も同じなんだと思えばいいんです。

味噌、漬物、納豆……「どうせ腐るなら上手に腐らせよう」という知恵

さて、ここからは、具体的な食生活改善のための提案を、原則として大切な順に話していくつもりです。

ただ、まず九番目に大切なことについて先に話してしまうことにします。

それは買い物の話なんですが、これをはじめにとり上げるのは、食生活情報の混乱のせいで、**感心が高いわりに、もっともわかりにくくなっている問題**だからです。

たとえば、食品の安全性を考えて生活クラブや生協で買い物をしている人がいます。それらの中には、一生懸命に低温殺菌牛乳や一〇〇％果汁を買って、子供に飲ませて、「うちの子供はご飯を食べない」と嘆いている人もいます。

あんなものを飲ませたら、子供はだれだってご飯を食べませんよ。安全なものを食べさせたいという気持ちはわかるんです。それはそれでいいんです。

でも、話の大切さから言えば九番目ですからね。八番目までできたらこれを考えるべきなんです。

一番大切なことを一言で言えば、「ご飯にしましょう」ということになります。買い物についてあれこれ考えるより、**一番大切な「ご飯を食べる」ということを実行したほうが効果が大きい**んです。ご飯にするということを言い換えれば、パンは減らしましょうということなんですが、少し考えてみてください。

朝、ご飯と味噌汁、漬物、焼きのり、アジの干物などを食べる人と、パンにジャム、マーガリン、ハムエッグ、サラダ、ドレッシング、ヨーグルト、チーズなどを食べる人を比べたら、食品添加物はどちらに多くなりますか？

どちらの場合も、スーパーで買ったとすれば、間違いなくパンのほうですよ。

パンは工場でつくられますし、チーズも工場でつくられます。ドレッシング、マヨネーズなども工場でつくられますから、どれも全部添加物の心配をしなければならないものばかりです。一方、ご飯、味噌汁、漬物、納豆などは、添加物が入っていても、まだまだたかが知れているんです。

あなたを**確実**に**健康**にする10ヵ条

1、1日最低**2回は「ご飯」**をきちんと食べる。

2、**飲み物**でカロリーをとらない。

3、たまには「**五分づき米**」を食べてみる。

4、**砂糖**の入った食品はなるべく避ける。

5、副食は「**季節の野菜**」を中心にする。

6、肉より「**魚**」を食べる。

7、**揚げ物は控え目**にする。

8、「**発酵食品**」をよく食べる。

9、「**調味料・水・素材の順**」でこだわる。

10、**ゆっくり噛んで**、食事を楽しむ。

というのは、もともと味噌、漬物、納豆などが中心の日本の食事というのは、最初から腐っているようなものばかりだからです。

つまり、日本の昔からの食事の中心は発酵食品なんです。日本は湿度の高い国だから、**どうせ腐るならその前に上手に腐らせてしまえという発想**から発酵食品が多くなったんです。

だから、もともと防腐剤などが少ないんですよ。ところが、ハムなどがもし腐ったら、とても食べられないですよ。

ハムなどは、その歴史のはじめから、添加物が使われていたんです。肉の加工品が腐ると危ないからですね。

もし、パンを食べながら安全性を考えるとしたら、おカネがかかってしまうわけです。

でも安心してください。パンからご飯に代えるだけで、添加物などは相当減ります。無農薬の野菜など毎日買わなければいけないわけではないんです。そんなことになったら、明日から何もできません。

買い物では「調味料・水・素材の順」でこだわってください！

さて、大切さの順位が九番目だということを納得していただいたうえで、買い物の話を進めます。

現在の食生活には、あまりにも農薬や食品添加物や化学物質が多すぎます。だから、買い物の際、ある程度注意したほうがいいのは事実です。ただ、これは財布と相談のうえということになりますね。

買い物するとき気をつけるべきものの順番は、「**調味料＞水・石鹸＞加工品＞素材**」となります。上にあるものほど優先順位が高いということです。

ここで、確認しておきますが、「調味料」というのは味噌、しょう油、油、砂糖、塩などのことです。「水・石鹸」というのはそのままです。練り製品、大豆製品、缶詰などが「加工品」です。「素材」というのは、米、野菜、魚などです。

この中で、体に一番大事なのは間違いなく水です。

ただ、**現実的な優先順位では、調味料のほうが上**だと思います。

体に大切な順ではなくて、現実的な優先順位というのは、下へ行けば行くほど、買い物の回数が増えるからなんです。買い物の回数が増えると、それだけ実行するのがむずかしくなるんですよ。

野菜や魚などと違い、味噌、しょう油を二日に一回買いに行く人はいませんからね。月一回程度でしょう。ところが、野菜などになると、二日に一回ということになるので、手間の問題も出てくるんです。ですから、まず調味料を見直すことをお勧めします。でも、それさえむずかしい人は、せめて、ご飯、味噌汁、漬物の三本柱ぐらいは良くしたいですから、味噌ぐらいはスーパーではなく、自然食品店で買うほうがいいと思います。

もっとも、自然食品店に売っているものが全部自然かどうかなんて、私にだってわかりません。ただ、スーパーでは話にならないから、**ベストではなくて、ベターだと思えばいい**んです。

三割や四割はだまされているなと思って、「ちょっと高いけれど、まあいいか」というくらいに思っておけばいいんです。私は、自分で味噌もしょう油もつくる気がありませんから、だまされたら自分が悪いと思っています。だから、そう思って味噌はある程度高いものを買うべきです。

スーパーにも無添加味噌なんてありますよ。だけれど、どれだけ寝かせているかわかったものではありませんからね。

いくら無添加だって、三週間でつくったものは発酵していないんですから、味噌とは呼べないんですよ。そういう意味で、できたら、いわゆる自然食品店で買ったほうがいいですね。

「豆腐がたくさんあるか」――いい自然食品店はここで見分ける!

ところで、自然食品店と言われる店の良し悪しを見分けるのは簡単なんです。

商品を見るのはむずかしいんですが、いい店かどうかはすぐにわかります。

野菜、豆腐、納豆、パンといった**一般食品がたくさん置いてある所は、いい店**だと思って間違いありません。

逆に、何千円、何万円もするローヤルゼリーなどのいわゆる健康食品がいっぱいあるような店は、あてにならないと思って間違いなさそうです。

だって、考えてもみてください。防腐剤の入っていない豆腐なんて、売れ残ったらすぐダメになってしまいます。しかも、定価はたかだか二〇〇円やそこらなんですから、一個当たりの儲けは知れています。儲けることしか考えていないような店にとって、こんな馬鹿馬鹿しい商品はありません。

それよりは錠剤を売っていたほうが儲かります。プロポリスだのローヤルゼリーだのがたくさんある店の味噌やしょう油は、見せかけだと思えば間違いないと思います。

良い自然食品店を選んで、調味料をまず見直していただきたいですね。

どうしても、経済的にも、買い物の時間という点でもむずかしいという人は、買い物についてはすべてやらなくてもいいです。順番から言えば九番目ですから。でも、できれば、味噌ぐらいは、ちゃんと味噌になっている良いものを使ってほしいですね。

「水道水」「浄水器」最低限ここだけは変えなさい！

次は水についてなんですが、まず言っておきたいのが、こういう健康不安時代ですから、わけのわからない水が山ほどあるということです。

「○○水」というもののことですね。「何とかイオン水」とか、「波動水」とかいった**「魔法の水」の類は全部うそ**だと思っていいです。病気が治る水などあるわけがないんです。

こうしたものは論外として、今私たちが考えなければならないのは、誰がどう見ても、今の水道水は安全とは言いがたいということです。

たとえば、水道水でつくったウイスキーの水割を飲んでもおいしくないということは事実なんです。

水道水は私たちの健康にとってマイナス一〇点なんですね。それでも、世界の中では、日本の水道水が一番飲めるものなんですけれどね。

そのまま飲めば、マイナス一〇点の水道水ですから、**浄水器を使うことで少しでもましにする**ことを考えるわけです。プラスにはなりませんよ。どんなに高い機械を使ったって、マンションの水がどこかの名清水なんかに化けるわけはありません。

少しでも悪いものを除去するという考え方ですね。

性能については、浄水器のメーカーがそれぞれ言い争っていますが、どれもだいたい変わりません。結論を言うと、一人暮らしの人は、蛇口につけるものでいいですね。五〇〇〇円、六〇〇〇円から一万円ぐらいのどこのメーカーのものでもいいです。

蛇口型でも、使わないよりはよほど水がおいしくなり、健康にも良くなります。でも繰り返しますが、プラスにはなりません。

次に、家族と一緒に住んでいる人には設置型を勧めます。

これについても、どこのメーカーも大差ありません。いいものを選ぶ基準としては、五万円以内の金額のものが妥当でしょう。五万も一〇万も中身は変わりません。みんな活性炭と中空糸膜というやつです。

おカネがあれば、水を買うのもいいと思います。今、宅配便で送ってくれるものがあります。でも、私のうちでは到底そんな余裕はないですね。浄水器をつけるのが現実的だと思います。

一般的には、ここまでのことをお勧めします。この先の、豆腐、納豆、練り製品という加工品や野菜などの素材については、おカネと手間を考えて、できるところまで実行するようにしてください。

病院で患者さんに食事の指導をする場合にも、私のほうからは、まずこれ以上は勧めません。聞かれたら答えるだけです。

こちらから、無農薬の野菜、無農薬の米にしなさいとは言いません。そうすると、実行できなくなりますから。

ここまでなら、まずはほとんどの人が実行できますね。

味噌なんかは値段的に三倍、四倍もしますが、たかが知れています。そして、経済的に余裕があったら、加工品にもおカネをかけていいものを選ぶ、もっと余裕があるなら、無農薬の米、無農薬の野菜、いい魚といった素材も購入する、というのが順番だと思います。

まず調味料を見直すというのがスタートだと思うんですね。ここまでが九番目の話です。

さて、次からは話の順番を戻して、食生活を具体的に改善する方法を大切な順に、一番から行きます。

「粗食」を実践すれば「あなたの体」は確実に変わります！

食生活の改善で一番大事なことは、とにかくご飯をきちんと食べることです。

今まで私は何冊か本を書いているんですが、「本を読んだけれど、全部は実行できない。でも、**ご飯だけはたくさん食べるようにしたら、体が変わった**」という内容の手紙が何通も来ています。

ご飯をきちんと食べるだけで、そのぐらい変わるんです。

先日も、病院でアトピーの女の子とそのお母さんとお話ししたんですが、一目見ただけで、見違えるほど症状が変わっていました。その子の食事指導は二回目だったんですが、私の提案した食事がお母さんにとって負担になっていないかを確認しました。食事の改善は家族ぐるみで生活を変化させることになりますから、私はいつも患者さんの家族に様子を尋ねることにしているんです。

それで、返ってきた答えが、「食事をつくるのに、本当に楽になった」ということでした。それはそうでしょう。私が勧めたのは「ご飯を山ほど食べろ」ということだけですからね。

娘さんは一二歳なんですが、一回目の食事指導に来たころは、一日にご飯を茶碗に一、二杯しか食べていなかったんですよ。おなかがすいてしかたがないはずの一二歳の年頃で、ご飯をそれだけしか食べなかったということは、余計なものを山ほど食べていたわけです。

今は一日に六杯から七杯食べています。おやつも全部おにぎりです。これだけで、添加物は格段に減っています。なぜなら、米には防腐剤なんか入っていませんし、着色料も普通は入っていません。まず**ご飯をきちんと食べるというのは、最大の効果をもたらす**んです。

なぜご飯を食べることが、そんなに重要かという理由を確認します。

ヒトという動物の基本的栄養素というのは、水とでんぷんです。でんぷんのとり方としては、米、小麦、イモ、トウモロコシなどがあるわけです。この中で、一番加工しないで食べられて、しかも、一億二〇〇〇万の人が一年間続けて毎日食べられるのは米なんですよ。

サツマイモも、主食の条件がほとんど揃っていて、いいんです。けれど、あきてしまって、とても毎日は食べられないのです。主食の条件の一つは、あきないということですね。あきてしまったら主食にならないわけです。

その点、**水と米がなぜいいかというと、味や匂いが強くないから**なんです。水の場合、匂いや味があるようでは、うまくないです。米も、甘味があると言えばありますが、サツマイモほど甘くはありません。味が強くないから、毎日食べることができるんです。

沖縄の人が昔サツマイモを主食にしていたときも、甘味の強いベニアズマなどの品種を食べていたわけではありませんでした。ベニアズマはおやつとしてはいいけれど、主食には向かないわけです。

トウモロコシも一億二〇〇〇万の人が主食にはできないですね。トウモロコシというのは、水に弱いですからね。本州以南のように雨が多いところでは育ちにくいんです。

反対に、サツマイモは北海道ではできません。寒さに弱いという欠点があるんですね。そうすると、米が一番無難という結論になるんです。

しかも、添加物の心配は要りません。農薬の話は別ですが、米に限らずトウモロコシもサツマイモもどれもが農業の問題は同じように関係ありますから、この点では結局大差がないことになります。

つまり、ご飯ほど大切なものはないということですね。

ここで、勘違いをしないでください。

一番目の提案は、玄米や三分づき米や胚芽米を食べろということではありません。まずは、コンビニやスーパーの**白米でもいい**から、ご飯をきちんと食べることがもっとも大切なことなんです。

パンにバター……「カタカナ食」を食べると油が欲しくなる!

パンは、日曜日の朝のように、手を抜きたいときだけに食べてほしいと思います。

ご飯の他のものとしては、そば、うどん、もちといった、「ひらがな食」はまだいいんです。

パン、ラーメン、スパゲティという「カタカナ食」はあまり食べるべきではありません。

ダメだとは言いませんが、常食すべきではないということです。私も、出張でホテルに泊まったときしかバターロールなんか食べないので、そのときにはうまいなと思いますね。でも、あれは主食にするべきではないんですよ。

なぜなら、**カタカナ食は油がよく合う**からなんです。

カタカナの食事は、カタカナの食品を呼ぶんです。パンを食べるとき、一緒に何を食べるか考えてみてください。ハムエッグ、コーヒー、サラダ、ドレッシング……カタカナの食品しか出てこないんです。

ラーメンも肉の加工品（チャーシュー）とかラードなどのカタカナが合うんです。スパゲティもそうですね。オリーブ油、チーズなどがつきものになっています。

その点、そばを食べるのにハムをのせる人はほとんどいないですね。そういうものです。土台となる主食が上にのる食品を決めてしまうんです。だから、パン、ラーメン、スパゲティをゼロにしろとは言いませんが、控え目にしたほうがいいんです。

サラダは体に悪い？「野菜」でなく「ドレッシング」を食べているのです！

パンについては、もう少し詳しく話します。

パンの正体は簡単です。

朝は食べられても夜は食べられないもの、それがパンの正体です。なぜ夜には食べられないものを、朝には食べられるかというと、寝ぼけているからです。冗談でなく本当にそうなんです。おなかがすいていないから食べられるんです。

また、こうも言えるでしょう。朝食にパンが増えた原因は、夕食がなくなったことです。

夕食というのは、五時か六時にとる食事のことであって、九時、一〇時に食べるのは、夕食ではなく夜食です。夜遅くに食事をするから、朝起きたときおなかがすいていません。ご飯では重くて食べられないから、ふわふわのパンを食べるようになるんです。

ただし、パンというときには、大きさの九割が小麦粉でできている固いパンと、小麦粉が少ししか含まれていないふわふわの食パンとに、分けて考えなければいけません。食パンをぎゅっと握れば、ピンポン玉ほどの大きさにしかなりません。だから、体を使って仕事をしている人、たとえば農業をやっている人などは、朝にはパンなんか食べていません。

でも、サラリーマンなどで、夜にお酒と一緒に遅い食事を食べている人などは、朝はご飯では重いでしょうね。そういう人は、パンにしないでお粥にすべきなのです。または抜いてしまうことです。そのほうが、まだいいくらいです。

ふわふわのパンというのは砂糖と油の入ったお菓子のようなものです。ケーキほどは甘くないでしょうが、それでも相当に甘いですから、三回続けて食べられません。しかもパンはぱさついていますから、その上にジャム、マーガリン、バターなどの油や砂糖をまた塗るんです。それを総称して、「恥の上塗り」と言います。味噌を塗る人はいませんからね。要するにさらに砂糖を食べるわけです。

また、パン食の人は、寒くなってもサラダを食べます。それで、レタス、キュウリ、トマトが高いと文句を言うことになります。夏の野菜を秋や冬に食べるんですから、高いのは当たり前ですね。

そんな高いものを買ってまで、なぜパン食の人はサラダを食べたがるのかというと、ドレッシングやマヨネーズをかけたいからなんです。

つまり、**油でおなかをいっぱいにしている**んです。しかも、パン食でさらにもう一品つくる人は、全員フライパンを使います。目玉焼きやオムレツをつくるためにね。

飲み物にもパン食の特徴が出ます。

ご飯を食べる人の飲み物は味噌汁かお茶です。

ところがパン食の場合、おなかがいっぱいになっていないから、牛乳やジュース、またはコーヒーに砂糖をたっぷり入れて飲むんです。

それもこれも、ふわふわのパンは、小麦粉が少ししか使われていないので、おなかがいっぱいにならないせいです。

「朝食を抜く人」より「中途半端な朝食をとる人」が危ない！

ここで、朝食と一日の食事回数とについて考えてみます。

本屋さんに行くと、一日一食健康法という本もあれば、五回食がいいという本や、なるべくまんべんなく食べたほうがいいという本など、いろいろあります。どの本にも述べられている一般的な傾向には、朝食を抜いた若い女性に、貧血、冷え症、生理不順、便秘などが多いということがあります。

私は、帯津三敬病院とは別に、松柏堂という食事と漢方と鍼の診療所に勤めていたんですが、ここの場合は、冷え症、便秘、貧血などの若い女性患者さんが結構来るんです。そうした患者さんを見ていると、たしかに朝食を食べないと言っている人に、そういう症状が多いんですね。

でも、よく聞いてみると、家で朝食を抜いているのはたしかですが、会社に行ってからお茶を飲みながらクッキーを食べたり、果物やせんべいを食べているんです。つまり、みんな〝中途半端な朝食〟をしている人ばかりなんですよ。

そういう人は中途半端におなかがいっぱいになっていますから、またお昼にご飯が入りません。貧血、便秘、冷え性などに悩んでいる若い女性に多いのは、朝食を抜いている人なのではなく、中途半端な朝食をとっている人なんですね。

それでは、**一日何回の食事がいいのか**というと、それは子供の生活を見ればわかりやすいんです。

私には六歳と四歳の子供がいるんですが、遅くても寝るのは八時で、夕飯は五時、六時に食べます。朝起きるまで一二時間寝ていますが、起きているときは一日じゅう走り回っています。子供は、朝起きたと思ったら水を飲みながらもうおにぎりを食べています。

ところが、私のほうは、夜につき合いで酒を飲んだりしますから、朝、おなかがすいていないわけです。だから、私自身の反省で言えば、朝、食べないことが悪いのではなくて、朝、食べられないような夜型生活が問題だということになります。

一般的に日本人は、**朝抜きの昼夜二食ぐらいがちょうどいい**んだろうと思います。三食必要なほど働いている人はあまりいないと思います。朝五時から畑仕事でもやって、洗濯機を使わないでおしめを洗っているとか、そういう人は別ですが、大体の日本人の労働量なら、二食で十分ではないかと思います。

ただし、先ほど言ったような中途半端にお菓子などを食べて二食にするよりは、三食しっかり食べたほうがいいですね。食事の回数については、私はそういうふうに思っています。

五、六回食べるという意見には反対します。やはり、胃腸を休ませて、おなかがすいたら食べるようにしたほうがいいでしょう。

本当は、自分で勝手に食べるのが一番いいんです。

おなかがすいたら食べるわけです。ところが、会社もあれば学校もあるからそうはいきません。その点、中学生あたりは正直ですよね。先生が何と言おうが、おなかがすいたら弁当を食べてしまいます。

ところが、大人の場合、いい年をして会社で隠れて弁当を食べるわけにもいきません。それは生理的な意味ではなくて、社会的な意味で、できないんですね。仕事にならないわけです。

だから、食事の時間が決まっているのは、体がそう求めているのではなく、学校や会社などを含めた社会がそうしているだけなんです。できるならば、おなかがすいたら食べるのが本当だと思います。

「ほとんどのパンはお菓子」と考えよう

パンの話に戻ります。

現在、ほとんどのパンはお菓子のようなものです。もともとパンというのは、茶色い麦のままを粉にして、水を入れてこねて生地をつくり焼いていました。それがいわゆるナンというやつですね。

麦の特徴は、米と違ってかたいことです。

ですから、麦を粒のまま食べている地方は、ほとんどないですね。例外は、囲炉裏を使っていた地方の場合です。

なぜかと言うと、ぐつぐつと何時間も煮なければやわらかくならないので、囲炉裏にかけっぱなしにしておく必要があるからです。

山梨県の椚原《ゆずりはら》にある「おばく」という料理はそうやってつくるんですが、これは麦飯というより、どろどろしたものです。このように、**麦をそのまま食べるには大変な手間がかかる**ので、普通は、麦を粉にしてから食べるわけです。

パンの歴史を簡単に言いますと、パンの原型であるナンというのは、お好み焼きみたいなものでした。

ところが、あるときに誰かが、ナンに干しブドウを入れて食べてみたら、甘くておいしいということを発見したんだろうと思います。

そして、ある日、干しブドウを入れてナンを焼く準備をしていたら、人が遊びに来て、ナンの生地をそのままにして出かけてしまったんでしょう。しかも、たまたまその日は暖かかったんだろうと思います。

帰ってきたら、干しブドウ入りの小麦粉の団子が、二倍ぐらいに膨れ上がっていたんですね。おそらく最初はそれを捨てていたんでしょうが、物好きがいて、焼いて食べてみたら、ふわふわしておいしいとわかったわけです。

こんなふうに、偶然、パン生地を膨らませる方法が発見されたんでしょう。

でも、イーストという存在を知らなかったころですから、小麦粉の団子が膨れているのを見て、おかしいなと思ったんでしょうね。不気味だというので、欧米の人たちは、その原始的なパンにまじないをかけて食べるようになったんですよ。

どんなまじないだかわかりますか？

今でもパン屋さんでまじないをかけていますよ。パン屋さんで見てください。パンに十字、あるいはバツの切り込みが入っているのがあるでしょう。

これはパンの生地にナイフで十字を切っているからなんです。あれは十字架なんですよ。おまじないをかけて焼いて食べてみたら、ナンよりもおいしいということで、みんな膨らんだパンを食べ始めたわけです。

「ふわふわのパン」「糸をよく引く納豆」はここに要注意

少し前までのパンは、膨らんだといっても倍までにはならなかったんですね。

それが、今のように倍以上に膨らむようになったのは、昭和三〇年頃に日本人のある人が、とんでもないものを発見してからなんです。

それは何かというと、イーストです。現在、いわゆる「生イースト」「ドライイースト」と呼んでいるものです。本当は**イーストという言葉は酵母という意味**ですから変な話なんですが、とにかく日本ではそう呼ばれています。

そもそも、なぜ干しブドウをパンの生地に入れると膨らむのかというと、ブドウにはもともと天然の酵母がくっついているからなんです。

昔は、ブドウ酒を家でつくる人がかなりいました。なぜブドウ酒を家でつくる人が多かったのかというと、ブドウの酵母が原因だったんです。冷蔵庫で、イチゴやメロンが腐ってもいい香りはしませんが、ブドウが腐るとワインの香りがするんです。これは、ブドウの酵母がブドウの実を発酵させているからなんです。もともと酵母菌がついているから、ブドウ酒をつくるのは簡単だったんですね。

干しブドウを入れるとパン生地が膨らむのも、ワインと同じように、ブドウについている酵母菌のおかげなんです。

さて、このブドウについている酵母菌は一種類だけではなく、何種類もあるんです。ところが、その中でパン生地を膨らませている酵母菌は、ある特定の種類だけだということにある人が気づいたわけです。そこで、それだけを他の酵母菌と区別してわざわざ取り出して純粋培養し、パン生地に植えるようになったんですね。

だから、**パン生地が倍以上にも膨らむようになった**んです。また、これを使えば、誰でもパン生地を膨らませられるわけです。このパン生地を膨らませる酵母菌のことを、「生イースト」「ドライイースト」と呼んでいるわけですね。

ちなみに、イーストではなく、天然に近い酵母菌を使うパンは今でもあります。私も家で月に一回、パンを焼くんですが、その場合、天然の楽健寺酵母というのや、ホシノの天然酵母というのを使うんです。そうするとあんなに膨らみません。ふわふわではない、まさに腹いっぱいになるパンになります。

ついでに言うと、最近の納豆も、天然の菌を丸ごと使わないようになったんです。私の出身は茨城なんですが、私が子供のときは毎日納豆を食べていました。そのころの納豆は、かき回しても、なかなか糸を引かなかったものです。なぜかというと、昔の納豆のつくり方は、大豆をゆでて、わらに入れて、あとは自然にお任せというやり方だったからです。

わらにくっついている天然の菌にはいろんなものがありますから、複雑に発酵して風味が出るかわりに、失敗もあるわけです。これでは大量生産できないというので、今は納豆菌というものだけを植えつけるようになったんです。

だから、今の納豆は十分に発酵していて、とぐろを巻くぐらい糸を引きますが、風味がないんですね。でも、**納豆菌のおかげで大量生産が可能になった**ということです。

だから、パンや納豆で言えば、家内生産から工業生産に変えたのはイーストと納豆菌の存在なんですね。

それまでのパンは、町のパン屋さんが焼くものだったんです。ところが今では、工場で何万食と同じ大きさのパンをつくれるようになったんですね。

自然食品店などで、天然酵母のパンをよく売っていますが、天然酵母のパンと工場のパンとでは、同じ重さでも大きさが違います。

ですから、ある時期までのパンに問題があったわけではなくて、**膨らませ過ぎた今のパンが問題**なんです。膨らませ過ぎて、おなかがいっぱいにならないパンになってしまったからですね。

「低温殺菌牛乳」を飲ませると、子供はご飯を食べなくなります!

さて、ご飯の大切さについてはこのぐらいにして、二番目に大切なことについて話を進めます。

それは**液体で満腹にしない**ということです。

この本をここまで読んでいると、そろそろ眠くなってくるかもしれません。そうすると、あくびをします。眠くなるということは二酸化炭素がたまっているわけですから、あくびをすることで血流を促進し、それをポンプのように外へ流すんです。だから、あくびをすると少しだけ眠気がとれるわけですね。こうした血流の問題から考えても、噛むということが大事なんです。

ちなみに、ボクシングで死ぬ人は、ほとんどこめかみを打たれて死んでいます。こめかみとは、まさに米を噛むところで、ここを打たれると死ぬこともあるわけです。だから、リトルリーグなどの少年野球の子供たちも、ヘルメットでこめかみを守っています。

つまり、こめかみというのは大事なんです。ですから、よくドライバーがガムを噛むと眠気がとれるというのは、当たっているんですね。砂糖だらけのガムが体にいいかどうかは別にして、とりあえず噛むということは大事なんです。

赤ちゃんは、歯がないからおっぱいを飲み、液体でおなかをいっぱいにするんです。九〇歳、一〇〇歳になってきて、歯がなくなってくると、かたいものを食べられないからお粥にするんです。歯が生えていれば、噛んで食べるのは当然なんですね。

昔の日本人は、噛む必要のない液体でおなかをいっぱいにすることはなかったのです。その理由は、昔の日本にあった普通の飲み物にカロリーがなかったからです。

たとえば、水を飲んでもおなかいっぱいにならないですよね。ただの水っ腹ですから、食欲は減りません。ところが**ジュースなどを飲むと、カロリーがあるからおなかが満足してしまい食欲が減ってしまう**んです。

今の日本人の食生活には、ジュースなどのようにおなかをいっぱいにしてしまう液体が増え過ぎたんです。先ほども触れたように、お母さんたちの中には、お子さんに、やれ、低温殺菌牛乳だ、一〇〇%果汁だと飲ませてしまう人が多いんですが、そんなことをしたら、お子さんがご飯を食べられなくなるんですね。

そういう意味で、飲み物でカロリーをとらないというのは大事なことなんです。ですから、飲み物としては、糖分の入っているジュースや脂肪分のある牛乳などは避けて、水かお茶がいいんです。お茶には、麦茶、番茶、ほうじ茶、緑茶などの他、薬草茶なんていうのもありますね。ドクダミ茶やヨモギ茶など、そういうものでもいいと思います。

番茶健康法——「日常茶飯事の茶」は緑茶でなく、番茶のこと

ただ、そうしたカロリーのない飲み物の中で、どれがもっともいいのかといえば、これは**間違いなく番茶**です。当たり前のことを「日常茶飯事」と言うときのお茶は、この番茶です。そのくらい何の抵抗もなく飲めるわけです。

赤ちゃんが飲めない緑茶は、たまの楽しみ程度に飲むほうがいいですね。また、コーヒーも赤ちゃんは飲まないですから同じです。ハーブティというのが流行っているようですが、あれも浮かれたブームだと思います。番茶が一〇〇〇年も前から飲まれ続けてきた意味というのは、大きいのです。

昔から、食後に番茶でうがいをする人がいました。

見ていて気分のいいものではありませんが、あれにはそれなりの効果があるんです。歯医者さんの中には、フッ素が入っている洗浄液でうがいしなさいと言っている人がいます。フッ素が虫歯の予防にいいからというんですが、緑茶と番茶のフッ素の量を比べたら、比較にならないぐらい番茶のほうに多いんです。

つまり、番茶でうがいをするということには、**虫歯を予防するという意味**もあったわけです。もっとも、フッ素入りの洗浄液がいいなんて浅知恵は、私には危険な感じがしますけれどもね。

とにかく、食後に番茶を飲んできた習慣の意味というのは大きいのです。ご飯とお茶というのはワンセットなんです。病院で緑茶を出すところはありません。やはり、眠れない、むくんでしまうなどの問題が、起こることがあるからなんですね。番茶なら、たとえ何杯飲もうと、夜中に飲もうと平気です。ぜひ番茶を飲むようにお勧めします。

ただ、昔の本当の番茶というのは、葉っぱが大きくなったお茶という意味だったんです。ところが、今は、番外茶、安物のお茶という意味に変わってしまい、緑茶のくず茶でつくっているんです。

だから、本当の番茶を飲むべきなんですね。今でも、この本当の意味での番茶は、売られています。ちなみに、緑茶より安いですから安心してください。

「玄米より五分づき米のほうが体にいい」明快な理由

さて、三番目の話に移ります。

ここからは皆さんが必ずできるとは限りません。一番と二番は全員できるんです。「水を飲め」と言われて、経済的な問題で考え込む人はいませんし、ご飯を山ほど食べるというのも、実行できないという人はいませんね。ところが、ここからは、人によって違ってくるんです。

三番目に大切なことは、**できれば未精製の米を食べていただきたい**ということです。つまり、なるべく丸ごと米を食べるということですね。

米にはさまざまな精米段階のものがあるわけです。参考のために言いますが、精米の度合いの低い順に並べると、「玄米」「三分づき米」「五分づき米」「七分づき米」「白米」となり、**精米度が高いほど米の色が白くなります**。では、黒い順、つまり精米の度合いの低いものから順に、特徴を言います。

まず、玄米の特徴は、生活パターンをある程度変えなければいけないということです。炊く釜の問題もありますが、それより問題なのは、水に浸す時間が白米より長いということです。

白米なら前日の寝る直前にといで浸しておけばいいんですが、玄米をおいしく炊くには、寝る前では時間が短いんですね。玄米の場合、冬などは一二時間ぐらいは浸さないとおいしくなりません。

それから玄米の場合、一番問題になるのは、家族でもめる可能性が極めて大きいということです。もし、家族がもめるぐらいだったら、白米のままでいいんです。けんかをしては、けっしていい食事にはなりません。でも、できればもう少し精米度の低い、糠のついたご飯にしていただきたいということです。

たまには「五分づき米」を食べよう!

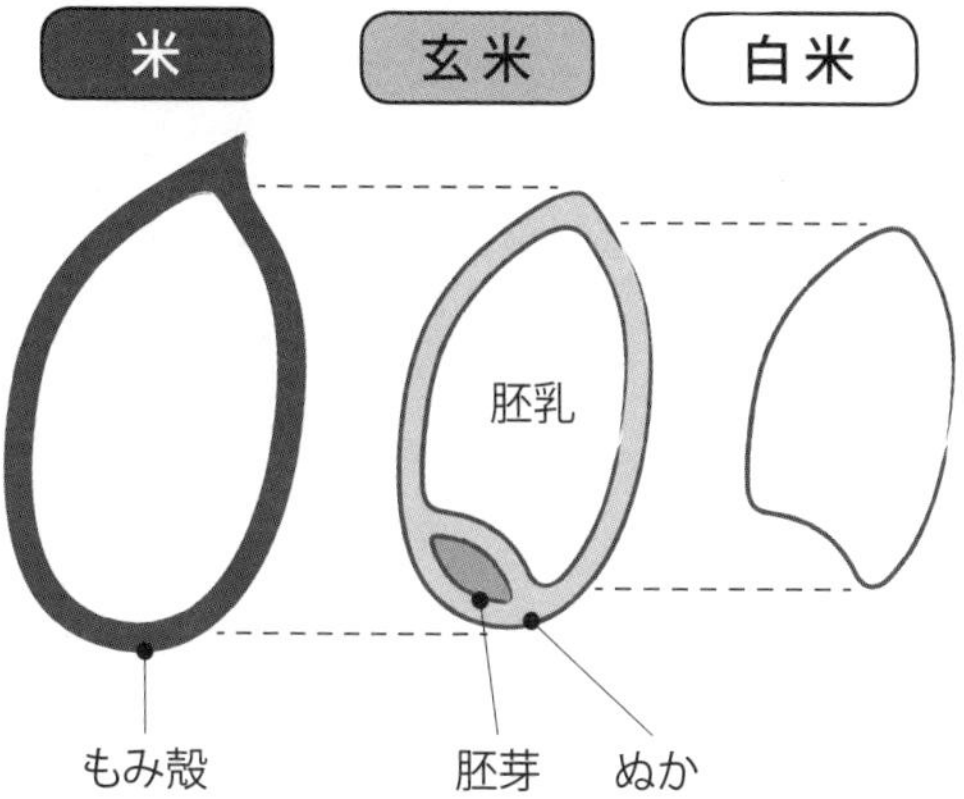

玄米　米のもみ殻だけを除いたもの。ビタミン、ミネラル、食物繊維が豊富。

白米　玄米から、ぬかと胚芽を除いたもの。

五分づき米　白米が精米率10割としたら、5割のもの。胚芽が残るが食べやすい。

私がいた帯津三敬病院では、入院患者さんで希望する人には玄米も出していました。でも、退院後は話が別です。病院の場合はいいんです。食事をつくるのは病院ですし、食べるのは本人だけですから。ところが、家へ帰ったら、患者さん本人だけでなく家族も一緒に食事をするわけです。患者さんと同じ玄米のご飯を家族全員で食べるか、患者さんの分だけ別に炊くかのいずれかになるわけです。

家族全員が玄米を食べる場合、必ずと言っていいほど、最低一人は「玄米はまずいから嫌だ」と思う人がいます。

また、別に炊く場合、食事をつくる人の手間がそれだけ増えることになります。つまり、自分の家で患者さんが玄米を食べようとすると、家族に負担がかかることになるのです。

だから、玄米を食べることを一年間もめげずに続けられる人は、一〇〇人中五人ほどだと思います。悪いのではなくて、現実には非常にむずかしいのです。

そこで、私たちが**一番に勧めるのは、五分づき米**です。

物は試しですから、二キロだけでも五分づきの米を食べてみてください。

五分づき米のいい点は、これを食べると体が変わりますが、**生活パターンを変えなくていい**ことです。水加減も電気釜も白米と同じで、変える必要がありません。

だから、五分づき米が一番続くんです。

五分づき米を勧めると、一〇〇人中七〇人は問題なく続けられます。三〇人くらいは、「正直言うと、ちょっと食べにくい」と言います。これは六〇歳過ぎの男性に多いですね。若い人には、五分づき米も白米も味の区別がつかない人もいるくらいです。

でも、これは毎日食べる米の問題ですから、五分づき米が無理だったら、七分づき米でも結構です。七分づき米なら家族でもめる心配は滅多にありません。七分づき米は少し白すぎますが、続けられるのがいい点ですね。ですから、家族の顔色を見ながら、できれば三分づき米か五分づき米、でも、けんかをするなら七分づき米、大げんかするぐらいなら白米でも十分、こう考えてください。たとえ白米でも、パンよりはよほどいいんですから。

食事の問題に熱心な人によくいるのは、白米は体によくないからと、毎日全粒粉の茶色いパンを食べている人なんです。それで、添加物が入っているからと、バター、マーガリンの選び方で悩んでいるんです。これは話が逆だと思います。主食だけでなく、食べるもの全体を考えるなら、パンより白米のほうが、余程添加物などの少ない食事になります。

脳卒中が多い秋田県、少ない岩手県――「白米の食べ方」が違います!

できれば、米に雑穀を入れて炊いたほうがいいんです。

これについては、秋田県と岩手県では、岩手のほうが脳卒中が少なかったという有名な話があります。

秋田県は白米を大量に食べられる地域ですが、岩手県は山が多いですから、ご飯をおなかいっぱい食べれませんでした。そこで、やむを得ず、菜っ葉を入れたり、豆を入れたり、アワやヒエを入れて食べていたんです。

すると、どちらの県も同じような塩分のとり方をしているのに、脳卒中の割合は岩手のほうが少なかったんです。

これは、白米単食と雑穀を米に合わせて食べることの差を表しています。栄養学的な浅知恵で言えば、雑穀類は、米より鉄分とかカルシウムの量がきわめて多いんです。だから、**主食充実という意味では、ご飯に雑穀を入れるといい**ですね。

ちなみに、私のうちではどういうご飯を食べているかというと、米びつには玄米が入っていて、家庭用の精米機でその日によって精米の度合いを決めています。

たとえば、ふだんは三分か五分、人が来たときは七分という具合です。

夏は七分が多いんですが、暑いと白米でも重いと感じるときがありますから、そうしているんです。暑いときには玄米なんてとても食べられません。玄米で失敗する人は、大体、夏に嫌になってしまうんです。冬は、結構喜ぶんですけれどね。

うちではさらに、黒米、紫米、赤米を普通の米にほんの少量入れます。紫米だとキロ三五〇〇円もしますから、入れるのは一握りです。キビやアワなども入れています。アワやヒエなんて小さいから、入っていたってわからないんです。これに比べれば、まだ麦飯のほうがむずかしいんです。
とにかく、主食は土台ですから、ぜひおカネをかけてください。

「旅館で出す和菓子」には「お客の食欲を落とす役目」があった？

四番目に大切なことは、**白砂糖、および異性化糖の入った食品は食べない**ようにすることです。

異性化糖というのは、ブドウ糖果糖液糖といって、ジュースによく入っているものです。これは砂糖より悪いんです。この異性化糖が増えた理由は、砂糖よりも安いからなんですよ。今、ジュースやお菓子などには、砂糖よりもむしろ異性化糖がよく使われるようになっているんです。

女性に、ご飯を食べないで甘いものをやめましょうなんて言っても、やめられるわけがありません。**ご飯をまずしっかり食べてから、甘いものをやめることが大切**

なんです。ご飯もろくに食べないで甘いものを先にやめたら、ストレスだけがたまります。

ですから、ご飯をまずしっかり食べる。それから砂糖の入ったものはなるべく控える。こう考えてください。ちなみに、砂糖がどれほど食欲を奪うものか、そのすごさが一番わかるのは、昔の旅館の話ですね。

旅館では客が来ると、必ず最初に、緑茶と和菓子が出ます。じつは、これには深い意味があったんですね。

昔、日本人は今よりもご飯をたくさん食べたものですが、その中にはとんでもない量を食べる人もよくいたんです。たとえば、農家の人は、稲刈りが終わって、秋口に温泉に泊まりに来ると、一人で一升もご飯を食べてしまったものなんです。

今と違って、昔の米は大変な貴重品でしたから、旅館にとっては、そんなに食べられたら困るわけです。だから、何か手をうつ必要があったんです。それが、夕食の前に和菓子を食べさせることだったんですね。

和菓子には砂糖が大量に入っていますから、血液中のブドウ糖の量を上げてしまうんです。これで、旅館は客に大飯を食われるのを防止したんですよ。まんじゅうの一個や二個に含まれる砂糖でも、それほど食欲に影響したんですね。

だから、まんじゅう一口、クッキー二枚といえども、夕飯に対する影響は大きいわけです。砂糖というのはそのぐらい食欲を落とします。何気なく「ジュースを一杯」と軽く考えるべきではありません。このことは、覚えておいてください。

飲む点滴——「果汁一〇〇%ジュース」はこんなに怖い!

甘いものを食べたがる女性には、二つのタイプがあります。

まず、お菓子やケーキを食べたときに「おいしい」と思う人。このぐらいなら普通です。怖いのは、「幸せだ」とまで思う人です。これは危ないんです。そういう人は、お菓子が恋人になっているんです。これはご飯をずっと食べないで、砂糖でエネルギーをとる習慣をつけてしまった結果なんですね。こうなってしまうと、なかなかお菓子をやめられません。

この場合、**せめて洋菓子ではなく和菓子を食べる**ようにしてください。

ケーキやクッキー類は到底勧められません。もっとよくないのは、糖分が大量に入った飲料水です。たとえ果汁一〇〇%のジュースでも多くならないようにしてください。噛む必要がなくて、おなかがいっぱいになってしまうんですから。こういう甘い飲み物ばかり飲んでいる子供のことを、「点滴をする子供たち」ということが言えます。まさにこれは飲む点滴です。

甘いものに関して言えば、できれば、甘栗、乾燥イモ、焼イモぐらいでごまかす。それでごまかしきれない人は、干しブドウ、プルーンなどのドライフルーツあたりでごまかす。それでもごまかせない人は大福、まんじゅう、ようかんなどの和菓子で歯止めをかける。何とか洋菓子には持っていきたくないですね。

洋菓子と和菓子では全然違います。

なぜなら、大福などの和菓子には、防腐剤などの添加物もあまり入っていませんし、香料や着色料なども入っていません。問題なのは砂糖だけですからね。

ところが、洋菓子の場合、砂糖だけでなく、油脂類や乳製品はもちろん、人工着色料や香料などの化学物質が使われる場合が大変多いんです。だから、意志の弱い人は何とか和菓子でとめることです。

副食は「野菜が三・豆が一・魚介類が一」が理想です!

五番目、六番目をまとめてお話ししますと、副食は**季節の野菜を中心**にし、動物性食品は**魚介類を中心**にするということです。

副食と主食の分量ですが、見た目で半々ぐらいがいいでしょう。

私は塩分計算、カロリー計算なんかすべきではないと思っています。大きな量的目安として、半々ぐらいということで結構です。計る必要なんてありません。計ろうと思うと悩みますから、見た目で十分です。

副食のうち、季節の野菜が三、大豆などの豆類が一、魚介類や卵が一、という割合が、目安になると思ってください。

あくまで見た目での分量で大雑把に決めてください。

ご飯、味噌汁、漬物、お茶という基本パターンは非常に大事です。ただし、先ほど言ったように、味噌などはただしょっぱいだけのものではひどすぎます。

ご存じのように、スーパーなどでは、味噌一〇〇グラム一九円などというのがありますが、あれは表示を見てわかるように、脱脂大豆です。

つまり、おからで味噌をつくっているわけですよ。おからそのものを食べるのは悪いことではないんですよ。

ただ、おからでつくった味噌は、本当の味噌ではないのです。やはり、味噌にはおカネを使うべきだと思います。あと、漬物も、赤や緑の色水に浸しただけのものはダメです。**漬物ぐらいはやはり糠で漬けたい**ものです。

でも、生活パターンの中でそれが無理だったら、せめて、いわゆる自然食品店や、よく八百屋さんの前で樽で売っている糟漬《かすづけ》にしたいですね。味の素や何かが入っているかもわかりませんが、それでも色水に浸しただけのものよりまだましです。

糠漬、ご飯、味噌汁は、家で言えば土台と柱と屋根にあたるものです。それにお茶ですね。これらの基本になるものが、大事なんです。

野菜は「安いものを買えばいい」と考えてください！

土台がしっかりすると、副食も悪くはならないものです。

なぜなら、前項のパターンがしっかりすれば、「毎日サラダを食べる」なんていう人はいませんからね。パンを食べる人には「毎日サラダ」という人がいます。ご飯を食べている人は、冬になってくれば、きんぴらごぼうとか、里イモなどが出てきますよ。

だから、木造の土台にすれば、障子も畳も入ってくるということですね。土台にはおカネも手間もかけるべきだというのが肝心な点です。

土台の次だと考えるべきなのが、副食なんです。

その中でまず大切なのは、野菜、海藻、イモ類です。

しつこいようですが、野菜類に関しては、ただ一言、**季節の野菜を食べるのみ**ということです。

ニンジンにベータカロチンが多かろうが、レタスにビタミンEが多かろうが、そんなことを考えすぎているうちに、おかしな野菜の食べ方になるんです。

本屋さんに行ってみてください。「生野菜健康法」という本の隣には、「生野菜は体を冷やす」なんて言っている本が並んでいるんですからね。両方の本を読んだら、どちらが正しいのかわけがわからなくなります。しかも、両方ともいいかげんなんです。

野菜は季節のものを食べることです。

それでもまだわかりにくければ、「**安いのを買えばいい**」と考えてください。

旬でもない冬のレタスを買えば、高いのは当たり前です。こんな野菜の買い方を避ければいいんです。

目を覚ませ、汗をかけ──「旬の野菜」の声をもっと聞こう

「安いものを買う」という目安で十分なんですが、それでも一応、季節ごとにどの野菜がいいのか、大まかに言います。

春は、「目を覚ませ」という季節です。

フキノトウ、タケノコ、セリ、ウド、フキ、ワラビ、ゼンマイなど、**あくの強いものか、緑の濃いもの**を食べる季節です。七草などもそうですよね。緑の濃いものとあくの強いものだと思っておけばいいでしょう。

だいたい、春の野菜を生で食べる人はあまりいませんね。タケノコやフキなどのように、火を通さないと食べにくいものが多いんです。

夏は、「汗をかけ」の季節です。

ウリ、キュウリ、スイカ、メロン、トマトなど、生野菜や果物を食べるのもいい

季節です。そして、夏、**食欲がなくなるのを抑えるために出てくるのが、香辛野菜**です。そば、うどん、そうめんなどを食べるときの薬味になるような野菜ですね。

私は夏に自分の体で実験してみたんですが、たとえばオオバ、ミョウガ、ラッキョウといった香辛野菜を薬味につけないと、途端に食欲が出なくなるんです。薬味なしのそうめんなんて、食べる気がしなくなるんです。

うまく季節は教えてくれるものなんですね。ミョウガなどをたっぷりつけると、食欲がなくてもたくさん入ります。夏場に香辛野菜が出てくるというのは、じつにうまくできているなと思います。

たとえば、インドなどの暑いところでは、日本のものよりも、もっときつい香辛野菜が食べられているんですね。

それは何かというと、あのカレーです。カレーに入っているものは、横文字で書いてあるから香辛料にしか見えませんが、漢字に直したらみんな漢方薬なんですよ。だから、**カレーというのは、漢方薬のかたまり**としか思えないような物凄い料理なんです。暑くて食欲が出にくく、しかも衛生状態の悪くなりやすいインドのようなところで、漢方薬をふんだんに使った料理を食べるのも、大切な意味があると思います。

日本では、インドほど強烈な香辛野菜ではなくて、ラッキョウ、ミョウガなど、少しにおいの強いという程度の野菜が、夏にちゃんと出てきます。うまくできています。

秋になると、「エネルギーを蓄えろ」という季節に入ります。

冬眠に備えて蓄えるというわけです。もちろん実際には冬眠しませんが。秋になると、米、麦、栗、イモ、キノコ類が出てきます。

米、麦、栗、イモなどは、体にエネルギーを蓄えるにうってつけのものですから、意味はそのままわかります。ところが、キノコが出てくる意味は、こじつけをいろいろ考えているんですが、いまだにわかりません。それでもきっと意味があるんだろうと思います。

冬になってくると、霜がおりますから、どちらかというと、**根野菜**が増えます。

レンコン、ニンジン、ネギ、ゴボウ、里イモなどですね。これが冬の季節の野菜

野菜は「旬のもの」が一番いい

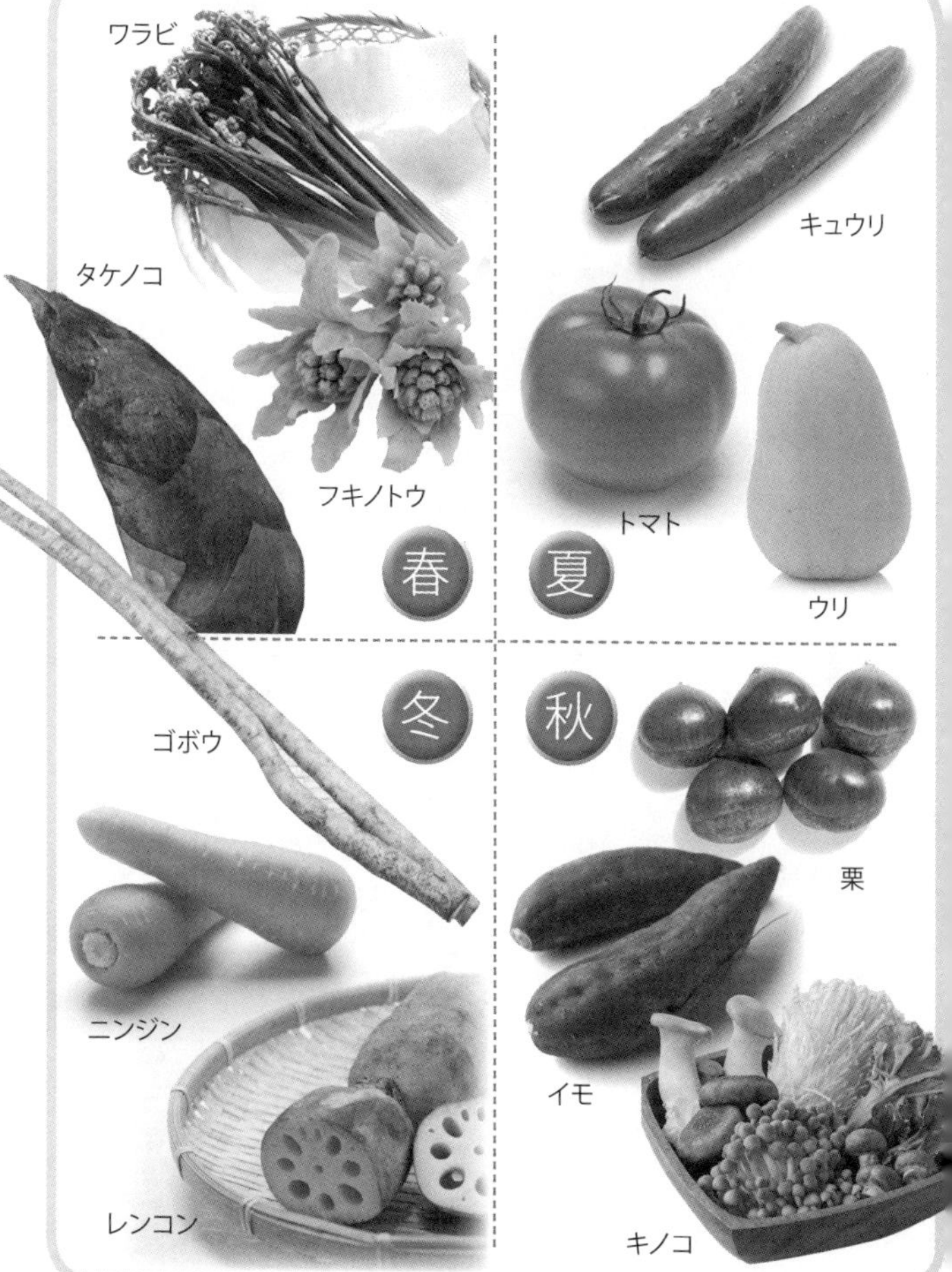

ワラビ
キュウリ
タケノコ
フキノトウ
トマト
春
夏
ウリ
冬
秋
ゴボウ
栗
ニンジン
イモ
レンコン
キノコ

ということでしょう。

このように、季節ごとに必要な野菜が出てくるんです。それを食べるということが、そのまま体のためになるわけですから、それでいいんです。「生野菜健康法」だの「生野菜は体を冷やす」なんて、余計なお世話ですね。

豊かな食生活、貧しい食生活——「豆」が決め手!

野菜類に続いて考えるべきなのが、豆、種子類でしょう。

今の生活の中では豆があまり食べられなくなっていますが、やはり**豆をもっと食べたい**ものです。

ただ、豆ほど食べるのに厄介なものはありません。

また、ギンナンやクルミなども、子孫を残すためにかたい殻をかぶっているため、食べるのは厄介です。「そう簡単に全部食べられてたまるか」というわけですね。

栗はとげをいっぱい出して、しかも、その内側にはかたい殻があり、おまけに渋皮まであるという凄い防御なんですね。

もし、栗に渋皮もイガもなかったら、あっという間にみんな食べられてしまいますが、あれだったら、鳥もそう簡単に栗を食べられません。しかも、栗は考えています。青いうちに食べられたら子孫が残りませんから、種が熟さないうちは、口を開きませんね。ちゃんとうまくできているんです。

しかし、エンドウ豆や空豆などはあまりかたい殻をかぶっていません。では、これらの豆は自分をどうやって守っているかというと、体に毒を塗っているんです。だから、インドなどで、豆を大量に食べる人の中には、空豆病やラチルス病といった、豆の毒が原因の病気が結構あるんです。

日本人は、長い歴史の知恵で、あくを抜くという方法で豆の毒を取り除いてきたわけですね。

でも、あくを抜くためには、いったん煮て水を捨てるといった手間がかかるため、今の生活では豆を食べるのが厄介だと思われて、敬遠されるようになってきたんです。もっとも、以前の日本には、煮豆屋さんがたくさんあったことでもわかるように、昔の人にとっても、豆というのはなかなか厄介な食べ物でした。

だけれど、豆はいい食べ物なんです。だから、もう少し豆を見直したいですね。

大豆だけが豆ではありません。うちにはいつも五、六種類は置いてあります。と言っても、乾燥だけでなく、ふかし豆という缶詰なども使います。デパートやスーパーなどで売っているんですが、開ければそのままスプーンで食べられます。味はついていないんですが、食べられる状態にはなっているわけです。

あとは砂糖を入れて甘く煮ようが、しょう油で煮ようが、大根おろしに乗せようが、**お好みの調理法で食べられる**わけです。

豆腐、納豆以外の形でも、もっと豆を食べたいものです。じっくりと豆のあく抜きをする暇もないという意味では、今の食生活は貧しいですね。そんな暇があるのは、よほど豊かな人だけですものね。でも、暇がない人も、缶詰のような便利なものを利用して、豆を食べるべきです。

「塩分との一番頭のいいつき合い方」教えます

ご飯、味噌汁、漬物という食生活パターンが完成したのは、鎌倉時代だと言われています。これほど素晴らしい食生活パターンはないと思いますね。

ただし、このような食生活を勧めると、塩分が多くなりすぎないか、という疑問をもつ方もいるかもしれません。何しろ、保健所など行政の栄養指導では、減塩、減塩と塩さえ減らせば健康になるといわんばかりの指導をしています。

これは、昭和五四年に厚生省が、日本人の一日当たりの食塩摂取は平均一二・三グラムであり、これを「一日一〇グラム以内」にするのが望ましいと指導してからのことです。

また、それに先だって、昭和三五年頃から始まった秋田県の減塩運動は、それまで県民の最大の死因であった、脳卒中が激減したことで大きな成果をおさめました。

これは脳卒中の原因である、高血圧が減ったからですが、この結果は減塩がいかに高血圧、脳卒中の減少に有効であったかの裏付けになっています。

当時の秋田県では一日に三〇から四〇グラムもの塩分をとっていました。これはあきらかにとりすぎだと思います。

ただし、このような習慣が悪いことだったのかといえば、少し疑問があります。昔から〝霜枯れどき〟という言葉があります。昔は、東京などでも正月から春先までは野菜がほとんどなくなってしまったものです。そのため、暮れになると、たくさんの漬物をつけたんですね。それを春先まで食べてきたわけです。

当然、秋田などの雪国では、この時期、ほとんど野菜はとれなかったはずです。それを漬物という保存方法でまかなってきたのです。素晴らしい知恵だと思います。

その結果、塩分が多くなりすぎたのかも知れません。しかし、その期間、**漬物がなかったら、ほとんど野菜のない食生活になっていたはず**です。しかも、毎年のことです。もっともっと、大きな健康問題になっていただろうと思いますね。

いずれにしても、三〇、四〇グラムの塩分が減ったことは、高血圧や脳卒中を減らしたことは事実だと思われます。ただし、現在の私たちは一日に一〇・一グラム(平成三〇年栄養調査)をとっているにすぎません。それを厚労省が推奨する目標値(男性八グラム、女性七グラム)以下に減らすことにどれほどの意味があるのか疑問です。むしろ、わずか数グラムの塩分を減らすために、神経を遣いストレスになることのほうが問題だと考えるべきです。

現在の**あらゆる慢性病は、たった一つの要因で語れるものではない**のです。高血圧にしても、年齢、ストレス、肥満、性、運動、遺伝、人種……さまざまな要因が重なっていることがわかっています。けっして、食塩だけで語れるものではありません。

「菜食主義のうそ」にだまされるな

次にお話しするのは、動物性食品についてです。

動物性食品には、おもに魚介類、卵、肉があります。私の本を読んでくださっている人には、おそらく「肉ばかり食べればいい」「牛乳は健康にいい」などという考えに疑問を持っている人が多いだろうと思います。中には「菜食主義がいいのでは」と考えている人もいるだろうと思います。

ここで、そうした人たちに一言、警告しておきたいことがあります。

たしかに「菜食主義」のようなことを勧めている人は少なくありません。でも、その人たちは患者さんを見たことがないんです。

患者さんが本当に菜食主義なんて始めてしまったら、すごい人は、肉も卵も牛乳も魚も動物性食品は一切食べなくなるんですよ。それほど真剣に信じ込むんです。ところが、菜食主義を勧める本を書いている人間は、誰もそこまではやっていないんです。自分たちがやっていないから、いいかげんなことを書くんです。

私たちが完全に動物性食品を食べなくなると、どうなると思います？

体重が二〇キロ台になるんですよ。

私たちのところに、よくそういう人が来ます。マクロバイオティック（玄米菜食主義）をやって、玄米ときんぴらごぼうばかり食べて、自分の体のほうまで本当にきんぴらごぼうのようになった人が。色が黒くなって、げっそりやせているんです。そういう人には、年間一〇人ぐらいは接しますかね。

相談に来る人は大体女性です。男性は、ああいうものがいいと思っても、仕事のつき合いもありますから、家の外ではできません。だから、男性で菜食主義なんていう人は、家ではやっているけれど、外では肉や魚も多少は食べてしまうという人が多いんです。結局、ほどほどにしか実行できないんですね。

ところが女性の場合、一口も動物性食品を食べない生活もできてしまうんです。それで、ゴボウみたいになって、私たちのところに相談に来るんです。そんな人は、だいたい離婚問題にまで発展しているんですよ。生理がないどころの話ではないんです。

だから、菜食主義なんて書いている人には、はっきりこう言いたいですね。「あなたは本気でなくても、読んでいる人は本気でやるんですからね」と。

安い魚を「養殖」しようという人はいない。だから体にいいのです！

それでは動物性食品の量はどのぐらいで、どういうものを食べればいいのか、ということに話を進めましょう。

私は、食事全体の一割ぐらいの量が目安だろうと思っています。もっとわかりやすく言えば、一日一回という目安でどうでしょうか。**一日一回、魚か卵を食べる**わけです。どちらかと言えば、魚のほうがいいですね。

魚についても、いろいろな本でややこしいことを書いていますね。マグロの目玉だの、DHAだの、EPAだの、目刺しはカルシウムが多いだのと、みんな何でむずかしいことが好きなんだろうなと思いますね。魚なんか何でもいいですよ。ただ、**安い魚のほうがいい**というだけです。

安ければ養殖する人はいませんからね。なぜハマチの七割が養殖魚なのか、タイの五割が養殖魚なのかというと、ハマチやタイが高いから養殖するんです。

ウナギを養殖する人はいても、ドジョウを養殖する人はいません。でも、ドジョウが今の一〇倍の値段になったら、養殖する人が必ず出ますよ。そうすればドジョウも抗生物質を山ほど食わされて、薬漬けになります。

だから、安い魚を食べていれば薬漬けの魚を食べる心配がない。そうなると、イワシ、サバ、サンマなど青身の魚になってくるのではないでしょうか。

そして、もう一つ言うならば、**なるべく小さくて丸ごと食べられる魚**のほうがいいということぐらいですね。もっとわかりやすい目安で言えば、自分で素手でつかまえられるようなものがいいのではないかと思います。

自分の年齢、体力でつかまえられる魚が自分にちょうどいいということです。

この目安は便利です。たとえば、お年寄りや赤ちゃんは白魚《しらうお》やシジミがいい。シジミは逃げないし、白魚なら小さいから何とかなる。だから、赤ちゃんは、白魚やシジミは食べてもいいが、マグロはまだ早いとわかるのです。

これは、非科学的で根拠のない目安ですが、考えてみれば、ライオンにしろ狼にしろ、動物はみんな自分がつかまえられるものしか食べません。そう考えれば、プロレスラーぐらいの人は、たまに肉を食べてもいいのかもしれないですね。でも、ふつうの人にはニワトリをうまくつかまえるぐらいが関の山でしょう。

魚も、年齢に合わせて選ぶほうがいいんですが、一般的に言えば、青身の安いものでも食べておけば、簡単だし無難です。それ以上、細かく考えることはないですね。

「高価な卵を食べる」「肉は外で食べる」ちょっと試してください！

卵は、できれば本当のニワ（庭）トリの卵を食べたいですね。

庭トリとは、マンションのようなところにいるブロイラーではなく、庭にいる鶏のことです。ミミズなどを食べているやつですね。

そうすると、自然食品店などで、一個六〇円、七〇円で買うことになります。高いですね。だから、高価さを感じない程度の量を食べていればいいんです。毎日、三つも四つもハムエッグなどにして食べていれば高く感じますから、そんなにたくさん食べなければいいわけです。

私は、**卵は料理に使う程度でいい**と言っています。つまり、卵焼きよりは、他の料理のつなぎに卵を使う程度でいいということです。

肉は外で食べる、うちではそう決めています。肉は、はっきり言って、生きるためにはとくに必要ないと思っています。必要であるとしたら、体のためではなく心のためです。つまり、**肉は楽しみのために食べる**だけでいいんですよ。

私たちの食事というのは、生きるための食事と楽しむための食事があるわけです。生きるためだけだったら、食事は簡単だし、おカネもかかりません。

ところが「ビールが飲みたいな」「肉が食べたいな」といった具合に、食事も楽しみが欲しくなるわけです。心まで含めて健康を考えたら、楽しみのための食事も無視できません。

でも、体と心のバランスを考えると、楽しみのための食事は二割程度が適当だと思います。ですから朝、パンとコーヒーと牛乳とハムエッグとサラダというのは、楽しみのための食事を常食化してしまっているから、いけないと言っているわけです。

「健康な人はフライパンをあまり使わない」という事実

七番目に大切なことは、**揚げ物を控え目にする**ということです。

とにかく今の食生活は油が多すぎます。ご飯をあまり食べない家庭では、ホウレン草をお浸しにせず、炒め物にしてしまいます。ご飯でおなかがいっぱいになっていないから、油でその分を満たそうとするんです。

フライパンばかり使うのは、胃袋がすいているからなんです。揚げ物にしたり炒めたりして油を食べないと、満腹感がないからですね。揚げ物を控え目にすれば、ご飯を多く食べることにつながるということですね。

そして、八番目に大切なことが、**発酵食品を常食にする**ということです。ここまで実行すると、その時点で、食品添加物や農薬は大幅に減ります。でもゼロにはなりません。

九番目は、先程詳しくお話ししたとおり、できる限り安全な食品を選ぶということです。そして、最後の一〇番目としては、**ゆっくりとよく噛んで、楽しんで食事をする**ことも忘れずにということですね。以上、これが私のお勧めする食事の全体像です。

安全な「おやつ」、危険な「おやつ」、どこが違う?

今の日本では、大人でおやつがいるほど働いている人はあまりいないですね。三食でさえ多いんですから。昔、一日にご飯を一五から一六杯も食べていたというのは、それだけ激しい労働をしていたんです。

おやつは「御八つ」と書きます。「八つ時」つまり三時頃にとる食事という意味です。

年配の人は、おやつのことを「お三時」と言いました。昔、農業をやっていたような人は、朝昼晩だけでは食事が足らなかったから、三時にも食べていた。子供は、成長するために三回では食事が足らず、もう一回食事をとる。それがおやつの意味です。

おやつという意味に、お菓子でなければいけない理由などないんですよ。

ところが、『安全なおやつの本』というのがあります。これは、日本語を間違って使っているんですよ。「おやつ＝お菓子」という意味で書いてありますが、**おやつというのは食事という意味**ですから、根本的に間違っているんです。

ただ、朝昼晩のようには、三時の食事に手間をかけるわけにはいかないですね。だから、手を抜いた食事にすればいいんです。

たとえば、おにぎりは一番手を抜いた食事です。主食だけですからね。おにぎりではなく、目先を変えて、イモなどでもいいです。

お菓子を食べたいなら、まず、普通の食事としてのおやつを考えてから、その後に変則として、お菓子も候補にすればいいんです。だから、安全なお菓子などという前に、まず、おにぎりや、トウモロコシ、サツマイモなどがあるではないかということです。

次に、アルコールと果物に関して補足します。ご飯が減るような飲み方はまずいということです。たとえば、ビールを三本も飲んだら、ご飯を食べられません。焼酎のお湯割りあたりが一番いいでしょう。ちょっと飲むと食が進むというくらいが、いいアルコールでしょう。

果物は、大まかなことを言いますと、げんこつの半分ぐらいが一日の目安ではないでしょうか。やはり果物は主食にはならないんですね。

4

おいしい！　簡単！
だから「粗食」は
効果がある！

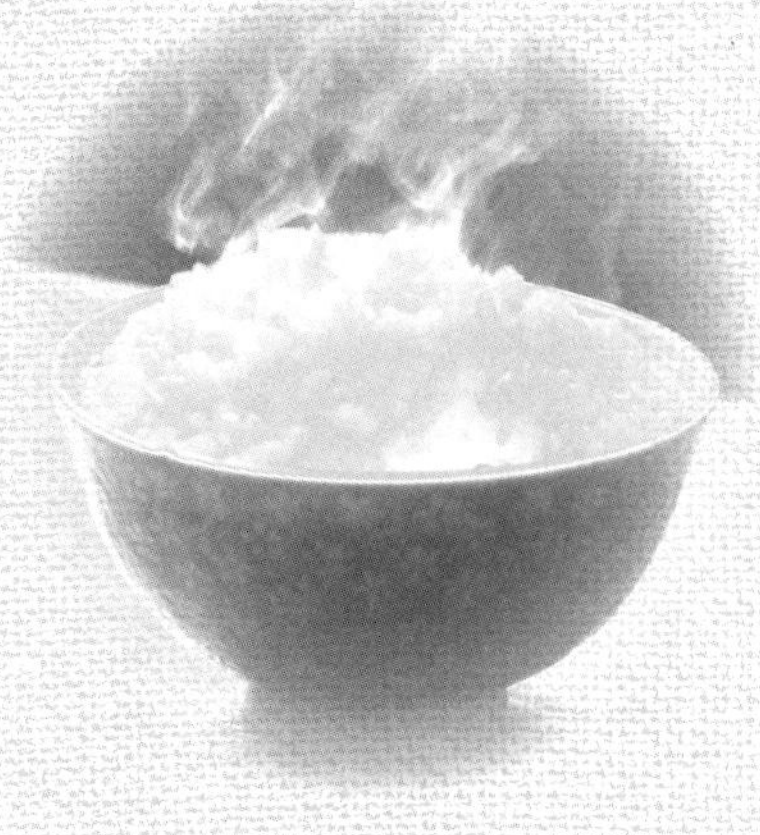

幕内秀夫

「正しい食生活」「正しい食養法」はどこで知ればいいか

ほとんどの医療機関は、食生活について何も指導をしません。

そのため、患者さんや食生活に関心のある方は、本屋さんで本を購入することになります。その先は「当たるも八卦」の世界になるわけですが、かなりの人は民間食養法の本に出会うことが多くなっています。

民間食養法というのは私が言っているだけで正式な名称ではありません。

公的教育機関（大学、短大、専門学校など）で教えられている、栄養教育以外の**個人の体験や直観によって打ち立てられた食生活の健康法**をそのように呼んでいます。ここでいう民間食養法には「○○を食べれば病気は治る」といった単純な一品健康法は含んでいません。

大きな意味では、私なども、民間食養法の提唱者の一人と言うことができると思います。

私がこの世界に入ったきっかけをお話ししたいと思います。私はもともと大学で栄養学を勉強していました。ほとんど毎日、カロリー計算みたいなことをやっていたわけです。

当時は一クラスに約四〇名くらいいましたが、男性は約一〇人です。バラ色の学生生活になるのではないかと考えていましたが、女所帯に男一人みたいなもので、ほとんど相手にしてもらえなかったですね。

それはともかく、栄養学科というのには病院実習というのがあります。実習に行って思ったのは、栄養士というのは医療従事者ではなく事務職だということです。たとえば、医師や看護師などはどう考えても医療従事者です。でも栄養士は、患者さんと接することはほとんどありません。単に食事をつくる、わかりやすく言えば、賄《まかな》いという印象しかありませんでした。

それが悪いと言っているわけではありません、そのような仕事も大切だと思います。ただ、一生やっていくには物足りない仕事だと思ったものです。

学校の講義では、どの先生も「医療における栄養士の役割は大きい」と言います。でも、実際の現場を見てみるとまったく違うわけです。

それは、現在でも同じです。たとえば、乳ガンで手術をした患者さんが一万人いるとして、退院するとき、栄養士に食事の指導を受けた人は三人もいないのではないでしょうか。でも、手術をするのは病院ですから、必ず栄養士はいるんです。

もちろん、そこには健康保険（適応疾患）の問題があります。つまり、乳ガンの患者さんに食事指導をしても一円にもならない、という制度の問題もあります。

でも、そのような現状に対して、多くの栄養士の人たちは疑問を持っていません。

食の怖さ――日本有数の「長寿村」はなぜ滅びたか

大学を卒業して二年目のことです。私は朝日新聞の「滅びゆく長寿村」という記事に出会います。

その「長寿村」というのは、山梨県の棡原《ゆずりはら》です。記事を見て、実際に行ってみたんですが、棡原というのは山深い場所にあります。ほとんど水田がないため、米がとれず、麦飯、ほうとう、イモ類などを主食として、野菜類を食べてきたのです。ほとんど、自給自足に近い食生活をしていたわけです。

ところが、戦後、道路が整備され、町との流通が容易になり、食生活は急激に変化します。加工品は増え、牛乳、乳製品、肉類、油脂類などが急激に増加します。

その結果、従来の食生活をしてきた高齢者は元気に暮らし、**若い世代の慢性病が増加**することになったわけです。

私にとっては、強烈な印象でした。一挙にそれまでの栄養教育に疑問を持ってしまったのです。そこで、棡原を紹介した甲府市内で開業する古守豊甫先生に出会い、また先生の書かれた本を貪るように読みました。

その中に桜沢如一（ジョージ・オオサワ）という人の名が出てきたんです。そこで、次に桜沢先生の本を貪るように読みました。いわゆる玄米菜食主義（マクロバイオティック）というものです。ものすごく魅力を感じました。

とくに、現在の栄養教育は食品学であって栄養学ではない、という指摘には目から鱗が落ちる思いでした。桜沢先生の本には、そこらじゅうに「宇宙の秩序」「玄米菜食こそ自然の法則」という言葉が登場します。それらの言葉も新鮮でしたし、実際に私も本を通じて「宇宙の秩序」に出会ったような気になったものです。

その桜沢先生がつくられた組織が、日本CIという団体です。早速、その団体が合宿を行なうというので参加しました。もう三〇年近く前のことになります。

その合宿の印象は強烈でした。

玄米を食べるのも初めてでした。同じ部屋に泊まった方は「あなたは玄米を食べて何年ですか」「私は五年です」「私は一〇年です」というような人たちでした。「白米なんか食べたことがない」なんて言う人もいます。私が「初めてです」と言ったら、びっくりされてしまったものです。

しかも、食事の時になったら、みんな箸をテーブルに置いて、ご飯を噛む回数を数えているんです。誰も話なんかしません。**異様な雰囲気を感じた**ものです。しかも、参加者はみんなガリガリにやせているんです。合宿が終わり、帰りの電車の中でミニスカートをはいている女の子のふとももを見て、ほっとしたものです。

その合宿中、埼玉県から参加された野口さんという方を知ります。その方が「幕内さん、栄養教育以外の食生活にもさまざまな考え方があるんです。幅広く勉強したほうがいいですよ」と教えてくれたんです。もし、野口さんと出会ってなかったらどうなっていたかと考えるとぞっとするときがあります。

「マクロバイオティック」の考え方、「ゲルソン」の考え方

その後、私は、野口さんの教えてくれたさまざまな本を読んでみました。また、いろいろな会の主催する合宿や勉強会などにも参加しました。たちまち、三〇冊の本を読んでノイローゼの世界に入ってしまいました。とんでもない大きな壁に出会った気がしたのです。

たとえば、民間食養法の中でもっとも大きな運動をし、多くの人に影響を与えて

きたのが先ほど紹介した桜沢式、いわゆるマクロバイオティックです。私自身も大きな影響を受けています。桜沢先生という方は、明治二九年に生まれ、昭和四一年に亡くなっています。同じ時期に二木謙三という東大医学部の教授がいました。

同じように玄米食を勧めていますが、どちらかと言えば桜沢式は野菜は煮て食べるべきだ。塩分はしっかりとり、水分は減らそうという主張をしています。それに比べて、二木式は生野菜を勧めますし、塩分は減らそう、水分はしっかりとろうという主張をしています。栄養教育に疑問を持っているのは共通しますが、**かなりの部分で正反対の主張**をしています。

現在でも、ガンの患者さんなどは、マクロバイオティックの考え方と、ゲルソン療法の考え方を知って悩むことになります。

粉ミルク断食というのが話題になったこともありました。はっきり言えば、どれ一つをとっても同じ主張はない。そんな主張が一説には三〇〇種以上はあると言われています。実際に私が知っているものだけでも、一〇〇種はあると思います。

しかも、それぞれが「私たちの主張が一番正しい」と言います。私も最初は非常

「マクロバイオティック」「ゲルソン」とは?

	マクロバイオティック	ゲルソン
塩　分	多　い	厳　禁
野　菜	煮野菜	生野菜
果　物	厳　禁	多　い
ジャガイモ	厳　禁	多　い
油	多　い	少ない
野菜ジュース	厳　禁	多　い

に魅力的な世界に出会ったと思ったわけですが、やがてとんでもない泥沼の世界に入ったことに気がつきました。

そして、とにかく一〇年間はさまざまな主張に耳を傾けてみよう。そして、**なぜ、民間食養法の世界の主張は辻褄《つじつま》が合わないのか**。徹底的に考えてみようと思ったんです。おおげさではなく、本当にいろいろな勉強会や合宿に参加しました。ノイローゼになるくらい本を読みあさりましたね。

今、はっきり言えることは、悩んだ量と時間だけは誰にも負けないということです。しかし実際は、後で述べますが、私など比較もできないほど悩んだ二人の先生を知ることになります。

「玄米菜食こそ自然の法則だ」——歯切れがいい言葉に注意せよ

武術家の甲野善紀先生が『表の体育　裏の体育』（壮神社）という本を書いてい

ます。その中に次のような一節があります。

「いま、この西洋科学思想による医学、栄養学をもとにした現在の学校体育を〝表の体育〟として考える時、日本の伝統文化を核に個人が直観と体験によって打ち立てた民間の健康法、鍛練法は〝裏の体育〟として取り上げることができると思う。……公共機関の認知外である裏の体育は、どうしても情報が偏り、しかも一般に知名度の高いものが優れているとも限らず、現状はまさに玉石混交である。したがって、玉石混交の裏の体育のなかに埋もれている非常に貴重な体系や技術も、言ってみれば、民間の単なる〝噂〟として国民に伝わるに過ぎず、一般社会のなかでそれに気がついた人が幸せかというと、そう単純に『気づいて、出会えてよかった』と言い切れないのが、この裏の体育の裏たる所以である」

私自身、「出会えてよかった」人も見てきましたが、そうとは言いきれない人もたくさん見るようになります。栄養失調で亡くなった子供たちや若い女性。あるいは、他の病気で手遅れになってしまった人など。その犠牲者もたくさんいることを知ります。栄養学に疑問を持つまではよかったのですが、その後、ますます悩むことになります。

そして、考えたのは、何百冊と本を読んでいたら悩むはずだ。簡単に結論など出るはずがない、ということです。すでに、「玄米菜食こそ自然の法則だ」「宇宙の秩序だ」などという言葉には興味はなくなっていました。言葉の軽さについていけなくなっていたのです。

そこで、出会ったのがみどり会診療所（渋谷区）の馬渕通夫先生と、松井病院（大田区）の日野厚先生でした。

日野先生は『自然と生命の医学』（光和堂）という大著を書いていられます。サブタイトルが「食と病の対決」になっています。その本の最後には参考文献として、八七四冊の本を紹介しています。もちろん、食生活の本だけではありませんが、その大半は食生活に関するものです。

そして、日野先生は一貫して「**道の真ん中を歩きなさい**」という主張をしています。また、私は馬渕通夫先生の所に約四年いましたが、いつも「幕内君、正しい食生活なんてわからないよ。間違わなければいいんだよ」と言われつづけました。

信じられないかも知れませんが民間食養法の世界には、「どんな病気も一週間で治る」「玄米さえ食べればどんな病気も治る」などという主張をする人や団体がたくさんあるんです。じつに歯切れがいいんです。

そのため、最初は馬淵先生や日野先生の主張に、私も魅力を感じなかったものです。しかし、私自身も一〇冊の本を読み、一〇〇冊になり、一〇〇〇冊の本を読んでみると、じょじょに歯切れが悪くなってきました。

尿療法の真相——「一回飲むだけで十年来の胃潰瘍が治る」からくり

私の考え方が徹底的に変わったのは、尿療法に出会ってからです。尿療法そのものはずいぶん前に耳にしていました。その時は、「また例によって話題性だけで本を売ろうとしたものが出たな」程度にしか考えませんでした。

ところが、その後、あと数カ月しか生きられない、それがわかっていながら生き生きとしている末期ガンの患者さんに出会ったんです。じつに生き生きしているんです。その患者さんが実行していたのが尿療法だったのです。

その後、胃潰瘍の痛みが十数年も続いていたのが、本当に一回尿を飲んだだけで治ってしまったという患者さんにも出会いました。

もちろん、「本当かな?」と疑問を持ちました。そして、尿を飲むというのは食事療法なのかなど、さまざまな疑問はありましたが、その療法を紹介した宮松宏至氏の『朝一杯のおしっこから』『尿を尋ねて三千里』(現代書館)を読んでみたのです。なぜ排泄物が体によいのか、いくら読んでもわかりませんでした。しかし、よくなっている人がいることは事実なんです。

そこで、とりあえずやってみようと実行してみました。毎朝、尿をコップに一杯とり、一気に飲み、すぐさま水を飲む。ただそれだけのことです。

じつに簡単なことですが、前の晩は夢にうなされてしまいました。そして、最初のときは、コップを片手にじーっと考え込んでしまいました。飲んだ瞬間、嗚咽がおき吐きそうになり、涙が止まらず、思わず鏡をのぞき込んだものです。

そして、臭いの強いことと塩気の強いことにはびっくりしました。その日は電車に乗っていても、揺れるたびに嗚咽がおきました。しかし、吐くまではいきませんでした。そんな日がどのくらい続いたでしょうか、気がついたら両膝の裏側が湿疹だらけになっていました。

結局、半年あまり実行しましたが、慣れるということはありませんでした。「朝が恐い」というのが実感でした。**私にとっては大きなストレス**でしたね。

結局、自分の尿を飲むという「とんでもない冗談」、あるいは「自分の体には自分の体を治す薬があるというもっとも自然な行為」は半年で終わってしまいました。

半年で結論を出そうとすること自体に無理があるのかも知れませんが、実際に何ら結論らしきものはでませんでした。ただ、今になって思うことは尿を飲んでよくなった人がいることは事実だろうし、全然よくならない人もいるだろうということです。

しかも、それは尿でなくてもよかったんだろうと思います。冗談ではなく、ウンコでもよかったのではないかと考えています。これはけっして不真面目に言っているわけではありません。

「苦いものは良薬」と考えてしまう人間心理

私の好きな本の一冊に『人はなぜ治るのか』（日本教文社）があります。著者はアリゾナ医科大学のアンドルー・ワイル博士で、博士はその本の中で次のような話を紹介しています。

「ある看護婦が教えてくれた話だ。……注射器や針が使い捨てになる前の時代に、彼女はある外科病棟で働いていた。……患者の一人で、胆のうを手術した気むずかしい中年の婦人がいた。……その婦人は強度の不眠症だったので夜中によくその注射をしたが、患者の反応は思わしくなかった。ますます目が冴えて、一晩中文句の言い通しということがよくあった。ある晩、注射をしたとたんに、例の婦人が大声をあげ飛び上がった。後で針を調べた看護婦は、その先端が丸くなっていることに気づいた。明らかに研ぎ忘れだった。しかし、その晩、患者は始めてぐっすり眠った。……それから一週間、彼女は一晩おきに鋭い針と丸い針を使って注射をし、その効果が注射時に痛むかどうかにかかっていることをつきとめた」

つまり、注射が効くのは注射器に入っている薬よりも、注射の「痛み」であり、**「良薬は口に苦し」ではなく、「苦いから効く」場合がおおいにありえる**、と述べているわけです。

痛く、苦いほうが「治療をしてもらった」「治療をした」という実感があるため、患者の確信が強まるというわけです。

そこからワイル博士は「不合理な理論に基づく治療法が往々にして効くことも何ら不思議ではない」と述べています。

その意味では「尿を飲む」という行為は、良薬は苦しどころではありません。何しろ、それまでの私の人生の中で、嗚咽がおきて涙がとまらないほどの感動、ショックを受けたことなどなかったからです。

尿に何らかの有効な物質が含まれていることを、すべて否定するつもりはありません。しかし、尿を飲んでまでも病気を治そうとする心、わかりやすく言えば、清水の舞台から飛び降りる心境、あるいは火事場のバカ力……にこそ意味があるんだと思います。背水の陣で、心底信じるとき、そのような力が出てくるのでしょう。

私のように健康な者が興味本位で実行しても何も起こらないのは当然なんです。**驚異なのは尿ではなく、人間の治そうとする力**、信念の力なんですね。

アンドルー・ワイルは「明敏な学者は、医学の歴史が実はプラシーボ（筆者注：偽薬のこと）の歴史であることを見抜いている。私も同感だ」と述べています。

効果のある「食養法」、効果のない「食養法」

玄米菜食、マクロバイオティックと言っても、それぞれの指導者で指導内容はずいぶん違います。

ただし、厳しい指導者は肉、牛乳、乳製品はおろか、魚介類、煮干し、かつお節さえとらない。生野菜、果物、豆腐さえとらない。結果として、玄米に味噌汁、たくあん、ひじきの煮付け、カボチャの煮物程度で十分といった指導をします。同じようにゲルソン療法、甲田療法なども非常に厳しい。

前にも述べたように、マクロバイオティックもゲルソン療法も内容的に見ればかなり違います。しかし、冷静に考えてみると**「厳しい」ということが共通する**んですね。私はそのことにこそ、民間食養法の本質があると考えるようになったんです。

それは、宗教における戒律を考えることによって、理解できるのではないでしょうか。たとえば、厳しい修行で知られる修験道は、室町時代後期までに、次のような「十界《じっかい》修行」という形でまとめられたと言われています。

①地獄行＝床堅（とこがた）
②餓鬼行＝懺悔（ざんげ）
③畜生行＝業秤（ごうひょう）
④修羅行＝水断（みずだち）

⑤人間行＝閼伽（あか）
⑥天の行＝相撲（すもう）
⑦声聞行＝延年（えんねん）
⑧縁覚行＝小木（こぎ）
⑨菩薩行＝穀断（こくだち）
⑩仏＝正灌頂（しょうかんじょう）

これらの修行を経ることによって、験力《げんりき》（超能力）を獲得する。あるいは、仏に変身（即身成仏）すると言われているわけです。

十界の中の、④は文字通り、水を断つことなんです。飲むことはもちろんのこと、洗面、口をすすぐことさえも禁止されます。⑨は、穀物を一切口にしないことです。

あるいは、真言系の修行者木喰上人《もくじきしょうにん》と呼ばれる行者がいます。木喰とは、木の実や果実のみを食べる〝木喰戒〟という戒律に基づいて修行する僧を意味します。また、イスラム教をはじめとして、多くの宗教が断食を行なってきたことはどなたも知っているはずです。

それでは、なぜ、穀物を断ち、水を断ったりするのでしょうか。そこに、栄養学的な意味を見出すことはむずかしいのではないでしょうか。むしろ、厳しいこと、むずかしいことを克服する心の修行と理解するほうが無理がないと思うのです。

私には、非常に厳しいマクロバイオティックやゲルソン療法などは、**食事療法というよりも修行**と考えたほうがわかりやすいのです。その本質は、容易に実行できそうもない、厳しさにこそ意味があると思うのです。したがって、厳しい民間の食養法がお互いに辻褄が合わないとしても不思議ではないのです。

粗食生活が、比較的簡単に実践できる「これだけの理由」

私などの提唱している食生活、指導している食事療法は比較的実行しやすいと思っています。

しかし、それは私が考えているだけで、患者さんによっては非常に厳しく感じる方もいます。そのような患者さんの中には、**必死で実行することによって考えられないことが起きる**ことがあります。

ある高齢の末期ガンの患者さんですが、病院から退院してほとんど寝たきりに近い状態の方でした。娘さんが相談にみえたんですが、年齢も年齢なので「なるべく本人の好きな物を食べさせてあげたほうがいいですよ」とアドバイスしたのですが、娘さんは「やれることは何でもやってあげたい」と言います。そこで、かなり積極的な食事療法のアドバイスをしました。

それから、一〇日くらいたったときに娘さんから電話がありました。

何と、患者さん本人がすべての食事をつくっているといいます。しかも、見違えるほど顔色なども良くなっているというんですね。家族もびっくりしているといいます。

これは現実にあった話です。

もちろん、ガンそのものが治ったというわけではありません。おそらく、病気の

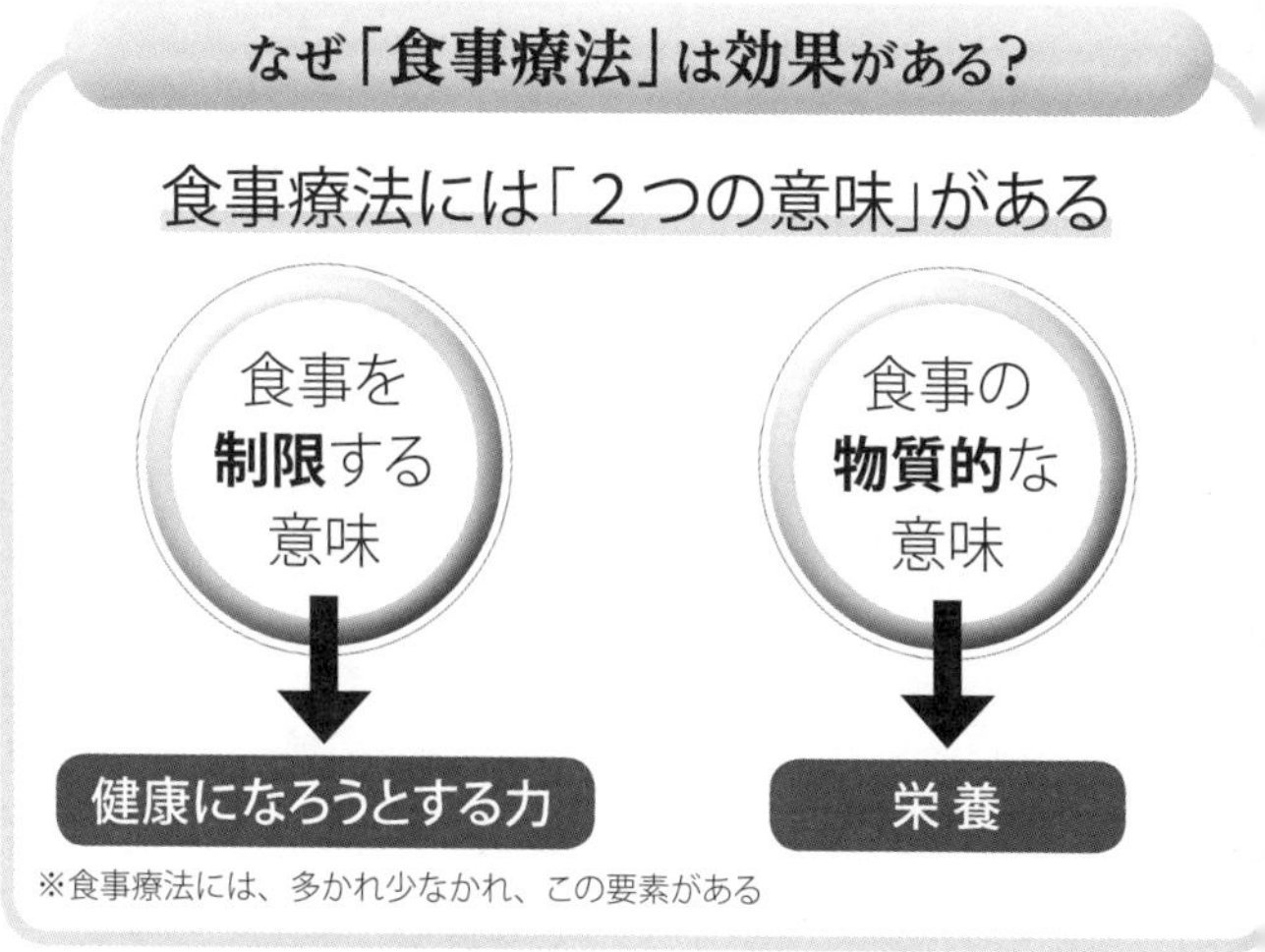

状態もよくなかったのでしょうが、それよりも病院から退院しても何もすることもなく希望を失っていたのではないでしょうか。

それが、今までとはまったく違う食事をする。そこに、大きな希望が見えたのかも知れません。

そのような例はけっして少なくありません。これなども、私が指導した食事そのものよりも、積極的に食事療法に取りくもうとする心の力、希望の力の結果だと思いますね。

厳しい食事療法であればあるほど、その働きが大きいわけです。多くの宗教はそのことを理解して、修行に断食などを取り入れてきたんでしょうね。

このように述べてくると、厳しい食事療法ほどよいのではないか。なぜ、あなたはそのような指導をしないのか――という疑問が出てくるかも知れません。

ところが、そうはいかないんです。たとえば、私が厳しい食事療法を真似して指導してもそう簡単にうまくはいきません。

というのは、民間の食養法の指導者にはもう一つ大きな特徴があるんです。たとえば、ゲルソン療法のマックス・ゲルソンは偏頭痛、マクロバイオティックの桜沢如一は胃潰瘍、二木謙三は慢性腎炎だったということです。

つまり多くの民間食養法の指導者は、自らの病気を自ら考えた食事療法で治した人なんです。おそらく九〇%以上がそうなんです。したがって、自己体験がからんでいるので絶対的な自信のある人たちが多いんです。前にも述べたように「どんな病気でも一週間で治る」などと言う指導者もいますが、商売で言ってるのではなく本気で言ってる場合が多いのです。

同じ言葉でも、私が真似して言うのと、本気で言うのでは患者さんへの伝わり方がまったく違ってきます。

心の底から指導者が信じ、患者さんも信じることができたとき、奇跡に近いことが起きるのでしょう。

しかし、「一週間でどんな病気でも治る」と言われても九九%の人は心の底から信じることができません。したがって、**極端な食事療法でうまくいく例は一〇〇〇人に三人と考えるべき**なんです。

そして、続けることのできなかった九九七人の人たちは、かえって調子が悪くなってしまう場合も少なくありません。また、そのような人たちは二度と食生活には関心を向けなくなります。

その点、断食などの場合は、指導者も指導された側も長期間実行するものだとは思っていません。

私自身も断食をする施設で働いていたことがありますが、厳しいわりには問題は起こらないものです。

「厳しい食事療法」は結局、「偏食」なのです！

厳しい食事療法の一番の問題点は、栄養学的に考えれば、きわめて偏食だということです。

ところが、民間食養法の指導者は、自分の方法が栄養学にみても正しいと勘違いしている人がじつに多いのです。

したがって、断食やゲルソン療法、甲田療法などを栄養学的にみて「タンパク質が少なすぎる」などと批判するのは筋違いなんです。

たとえば、偏食は短期間にしなければならないのに、長期間実行させてしまう指導者もいます。

以前、話題になった本に、宮本美智子氏の『世にも美しいダイエット』（講談社）があります。宮本氏の提唱する食生活〔七つのルール〕をまとめると、次のようになります。

①あらゆる糖分を避ける――砂糖、乳糖、蜂蜜、果糖などを避ける。

②お腹で腐りやすいものはとらない――牛乳、乳製品、およびそれらを使った料理は禁止。ただし、バターは体内で他の物質に変わらず直接エネルギーになるので十分にとってよい。

③野菜を「主食」と考え、たんぱく質と炭水化物は「副食」とする――青菜を食事の中心にすえるというふうに頭を切りかえること。そのためには野菜料理のバリエーションを工夫する。生では量をこなせないし、カラダが冷えるので、できるだけ油（べに花油やバターなど）を使ってボリュームのある野菜料理を食べる。

④油脂類はべに花油とバターの二本立てでたっぷりとる――油脂類を野菜につぐ準主役と考える。かつてのカロリー源であった、ご飯などのでんぷん質を油脂類で代替させる。

⑤水を大量に飲み、塩分もそれに応じてとる——夏は五リットル、冬は三・五リットル、中間の季節でも四リットルを目安に飲む。水に塩を約〇・五％の割合で溶かして飲むと飲みやすい。
⑥体を毎日、十分に動かすこと。
⑦食べたものはすみやかに出す。

きわめて簡単にまとめてみれば、ご飯を減らし、油脂類でカロリーをとり、塩分と水分をたくさんとれということになります。驚くべき内容ですが、宮本氏自身が三カ月で八キロ減量し、きわめて体調がよくなったといいます。また、読者の中にもさまざまな病気が治った人がいるといいます。

おそらく、それは本当だと思います。さらに、これを実行することは修行なのです。やはり厳しいことに意味があります。

ところが、宮本氏は、なぜ、油脂類を多くとるのか、ご飯がよくないのか、自分なりの栄養学的な説明を加えています。当然ですが、偏食などとは考えていません。

したがって、長期間実行してもいい食事だと考えています。

宮本氏自身も六年間も実行しているといいます。しかし氏の本の中には「厳密にやれば、すぐに効果が現れる」と書かれています。

ところが平成八年五月、宮本氏自身が脳内出血で倒れてしまったのです。もちろん、氏の提唱した食生活に問題があったために倒れたとはいえません。講演活動などで休む暇もなかったということなので、過労などもあったのだろうと思います。

しかし、宮本氏の提唱した食生活を本気で長期間実行したら、**病気にならないほうがおかしい**と言わざるをえません。

厳しい偏食は短期間にすべきものを、栄養学的に正しいと考えたことに無理があるわけです。

自己体験がからむと、客観的に考えられなくなってしまうんです。それが民間食養法の大きな特徴です。

無理はしない。「当たり前の食生活」が体に一番いい！

私は雑誌の取材などを受けることも多いのですが、「先生の食生活の考え方は何と呼べばよいのでしょうか」とよく聞かれます。玄米菜食でもないし、何と言っていいのか非常に悩むんです。

強いて言えば、「**当たり前の食生活**」「**当たり前の食事療法**」としか言いようがないんです。また、「幕内式」などと言うほど、私の主張には独自性も特徴もありません。

私の尊敬する先生に、都内の吉祥寺で小児科医院を開業している真弓定夫先生という方がいます。あるいは、熊本菊池養生園診療所の竹熊宜孝先生、三重県の赤目養生所の藤岡義孝先生などもいます。これらの先生の提唱している食生活にも名前がつかないんですね。たとえば「真弓式」とか「竹熊式」といった名前の食事療法はありません。

やはり、食生活に関して素晴らしい本を書かれている、宮崎大学の島田彰夫先生も同じです。これは偶然ではないと思います。

民間食養法には、「○○式」とか「玄米菜食」とか「生菜食」とか、名前がついたものがたくさんあります。なぜかと言えば、これまで述べてきたように、制限することが多いため主義主張がはっきりするからです。わかりやすいともいえるかも知れません。

ところが、真弓先生や竹熊先生や藤岡先生は、意味のない制限をしません。ですから、一口で表現できるような簡単な特徴がありません。

それらの先生は大きな病気をしていません。したがって、自己体験が入らず、理想的食生活を追求しています。

当然ですが、**食生活だけで健康や病気が語れるものではない**と考えています。非常に客観的に考えています。

それらの先生の提唱している食生活も、ていねいにみると微妙に違いますが、私には同じように見えます。違いとは言えません。家を建てるときでいえば、土台や柱、屋根、壁などはほとんど同じです。違うのは、せいぜい灰皿やカーテンの色程度です。どうでもいい部分のように思います。

今、民間食養法の世界は大きく二つの流れになりつつあるように見えます。一つが、自己体験を基に、極端な主張をする食事療法。もう一つが、当たり前の食生活を取り戻すことこそ大切と考える食事療法です。

再度繰り返せば、極端な食事療法は一〇〇〇人のうち三人しか実行できるものではありません。そして、必ずリスクがあります。それよりは、当たり前の食生活を見直していただきたいと思います。

5

この食べ方が「あなたの自然治癒力」をさらに高める！

帯津良一

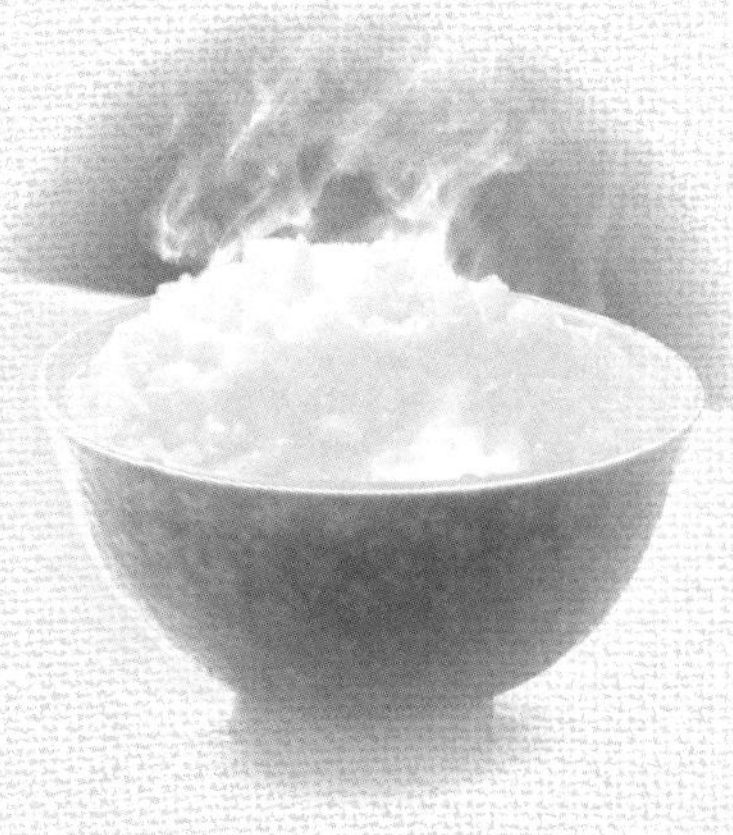

「西洋医学＋中国医学」でガンを克服する！

食生活の講義の総論として、「ホリスティック医学における食事」というテーマでお話ししていこうと思います。

私が埼玉県の川越で病院を始めてもう四〇年近くたちますが、ここではホリスティックなアプローチによるガンの治療などを中心に医療を行なっています。

当然、その中で食事という問題が非常に大きな領域を占めてくるわけですが、これがじつは非常にむずかしいのです。考え方としても、実際の運営の面でもむずかしい。ここでは、そうした経験的なことをもとに話を進めます。

まず、私がそもそも今の病院をつくった動機からお話しします。

私は、今の病院をつくる以前、普通の病院で外科医としてガンの治療にたずさわっていたんですが、**どうも西洋医学だけではガンを克服できないのではないか**と強く感じていたんです。それで、中国医学を取り入れてみようという気になったわけです。

なぜ、中国医学に注目したのかというと、中国医学の考え方が西洋医学の弱点を補うのではないかと思ったからなんです。

西洋医学が体の中の部分をしっかり見る医学であるのに対して、中国医学というのは全体をぼんやりと見る、と言うと語弊があるかもしれませんが、現実にはそうした面のある医学なんです。体の一部に注目するあまり、全体を見逃してしまう傾向が強い西洋医学の弱点を、全体に重点を置く中国医学が補うという形で、この二つを合わせる意味はあると考えたんです。

そこで、中国医学を入れるために、中国の現状を見に行ったんですが、結局、このときは、漢方薬、鍼灸《しんきゅう》、食事という面では十分に見ることができませんでした。

ただ、気功だけは非常にいい先生に会えたものですから、まず気功を病気の治療に入れようと考えて帰ってきたわけです。

帰国すると、さっそく当時勤めていた都立駒込病院で、自分の手術した患者さんに気功の指導などを始めてみたんですが、まったく相手にされませんでした。見事に無視されてしまったわけです。

その当時は、誰も中国医学に関心を持っていませんでしたし、高度先進医療というものに世の中全体が酔いしれていた時代でしたから、空振りもいいところでした。

ここであきらめてもよかったんですが、何とかこの方向の医療を進めていきたいと思い、結局、自分の好きな方向で治療できる組織を持ったほうがいいと考えて、郷里の埼玉県川越に病院をつくったわけです。

なぜ「西洋医学」だけではダメなのか——手術後はガンの再発を待つだけ

そのとき私が目指した方向についてお話しするために、一般の病院で行なわれている医療について、私がもっとも問題だと感じていた点についてお話しします。それは、**ガンの手術後の患者さんに対するサポートが欠けていた**ことなんです。

患者さんは、手術が終わって退院すると、あとは二週間に一度とか、場合によっては一カ月に一度という期間ごとに外来に来ます。そのとき、医師はざっと体を見て、血液の検査をしたり、レントゲンをとったりして、ガンが再発するかどうかということをチェックするだけなんです。

要するに再発するのを、静かに待っているようなものなんです。患者さんも待っているし、医師も待っているだけなんですね。だから、手術後の生活の指導などはまったくありません。患者さんが医師に食べ物のことなど聞きませんし、たとえ聞かれた場合でも、医師は十分な返答ができないんです。

たとえば、「好きなものを食べなさい」と言う医師もいます。ここには「大病したのだから」という意味と、「いつまた再発するかもしれないわけで、残された命は少ないから、好きなものを食べたらどうか」という意味とが、含まれているんだろうと思います。

また、少し考える医師の場合でも、「バランスよく食べてください」と答えるのがせいぜいなんですね。

ところが、では、何がバランスのいい食事なのかと問われても、誰も答えられない。だから患者さんも、そこの点でしかたがないから引き下がってしまうんです。まして、気功だとか、心の持ち方といった自分の自然治癒力を高めていくような方法というのは、まず話題にも上らないわけですね。

こうした西洋医療の問題点を、何とか改善しなければいけないと思っていたものですから、私がつくった病院では、食事のこと、漢方薬、鍼灸、気功ということなど、患者さんの**自然治癒力を高める治療法**を導入したわけです。

その中で、漢方薬と鍼灸については、病院を開いた当初から、それぞれの専門家を置いて出発しました。それから、気功については、中国の気功という意味での経験はなかったものの、私自身が柔術、呼吸法、太極拳などのいわゆる医療体術をやっていましたので、これをそのまま気功とみなしていいという自分の判断で、患者さんに指導を始めました。

「ガンになったら何を食べたらいいのか」という問題

一番むずかしかったのは食事なんです。

食事を何とかしなければいけないとは思っていたんですが、何も手がかりがありませんでした。

たとえば、大学の医学部で、食事についての授業を受けた記憶がないんですね。糖尿病のときや、コレステロールを高くしないための食事というのは、多少聞いたことがありましたが、ガンになったら何を食べたらいいのかなどということは、一切教わったことがありません。

だから、まったく自分の中に知識を蓄積していなかったわけです。

それで、ガンが治るという食事療法の本をほとんどすべて読んでみました。

ところが、読んでみると、それぞれの食事療法の創始者がしっかりした理念を持っているということだけはよくわかったんですが、どの本も非常に教条主義的で、「自分のやり方でなければいけない」という、かたくななところがあるんです。

それに、それぞれの本の間では、お互いに矛盾していることが多い。

たとえば、Aという先生とBという先生が、反対のことを言っていたりするわけです。

そうすると、「一方が間違っているか」「両方間違っているか」ということになります。そのようにして間違っているものを消していくと、取り上げるものがなくなってしまったんです。

それに、患者さんは食事のことだけで入院してくるわけではありませんから、病院で出す食事には、どうしてもある程度、幅を持たせる必要があります。

だから、かたくななやり方では困るわけです。そこで、最初は、薬膳といいますか、中国の食養生の考え方でいくことにしました。

「熱がこもっていれば緑豆のお粥」「体が弱っていればクコのお粥」がいい！

その当時、私の病院では、北京の中日友好医院の副院長だった李岩という先生をお呼びして、ガンの漢方薬についていろいろ勉強していたんです。

そこで、食事についてもこの先生に、いろいろ教えていただくことにしました。

そして、最初に考えたのが**薬粥**だったんです。つまり、薬膳のお粥ですね。

薬粥は、中国の書物には何百種類も出てきますが、日本の病院でできて日本人の口に合うことなどの条件を考えて、一〇種類ぐらいのお粥にメニューをしぼって始めたわけです。

このとき、食事というのは、誰にでも通用するものというのはなくて、やはり、患者さんの個性に合わせて考えなければいけないものだと感じたんです。

一人ひとりの状況に合わせて、何がいいか決まってくるわけですね。それは薬粥についても顕著に現れているんです。

たとえば、ガンの患者さんだからといって必ずしも、「虚証《きょしょう》」といって免疫力が落ちて弱っている人ばかりではないわけです。

ガンの患者さんの中にも、「毒熱」といって、熱がこもっていてそれを冷ましてあげなければいけない人もいるわけですね。

それから、「瘀血《おけつ》」といって、血液の循環が悪い人の場合、「瘀血」をとってあげなければいけないわけです。だから、**患者さんの状態によって、薬粥に入れるべきものが違ってくる**んです。

薬粥に緑豆粥というのがあります。緑豆というのは熱をとる豆ですから、弱っている人に食べさせるよりは、毒熱がこもっている人に食べさせたほうが効くわけですね。

ですから、「この人には毒熱だから緑豆粥だ」「この人は弱っているからクコのお粥だ」と分けて考えれば一番いいわけです。それが個性的な食事なんです。

けれども、病院ではそこまでできません。

薬粥——体を元気にする食事

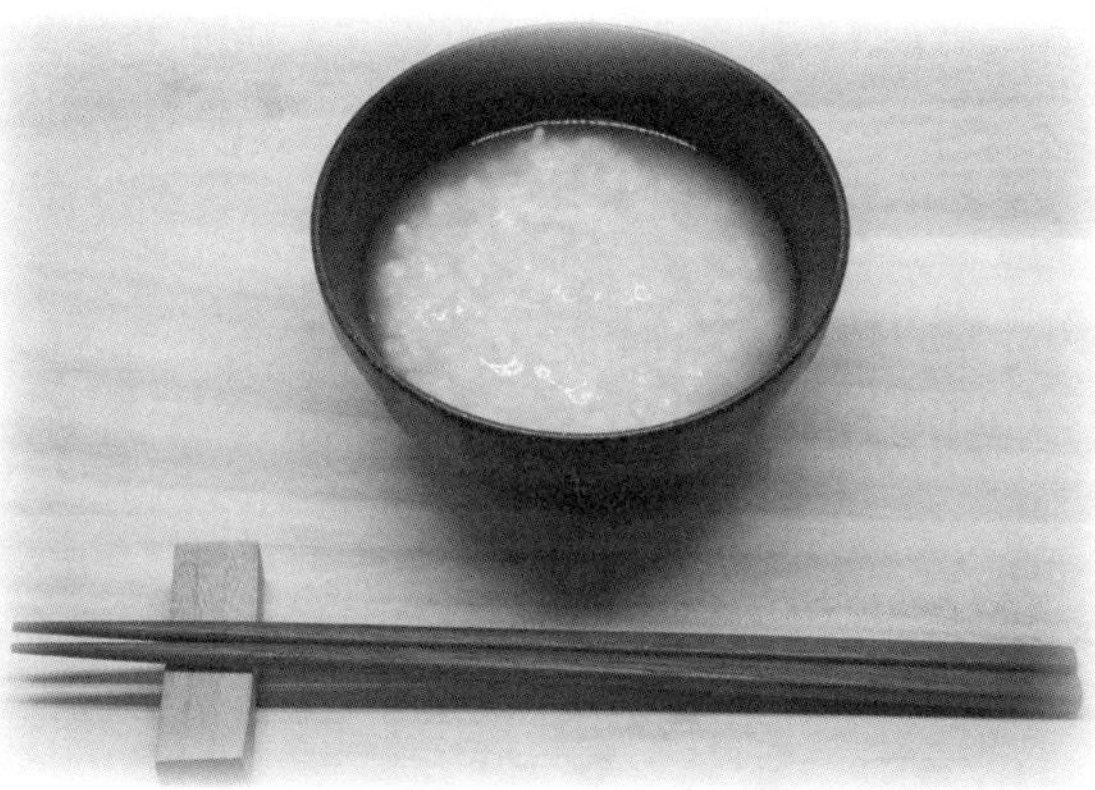

素材が変わると
薬効も変わる!

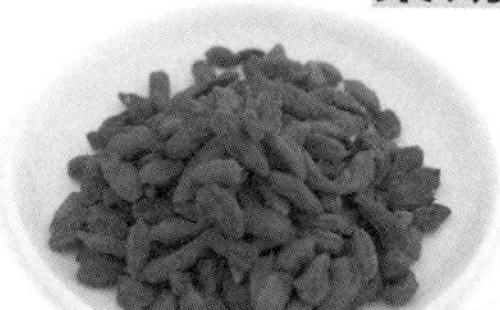

枸杞子《くこし》

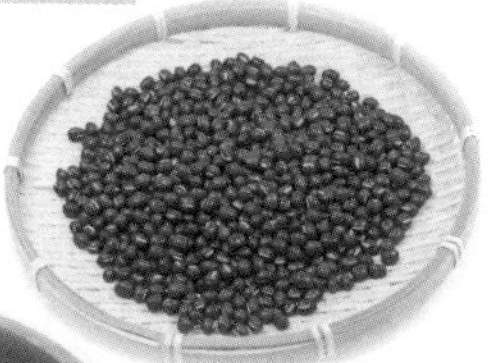

小豆

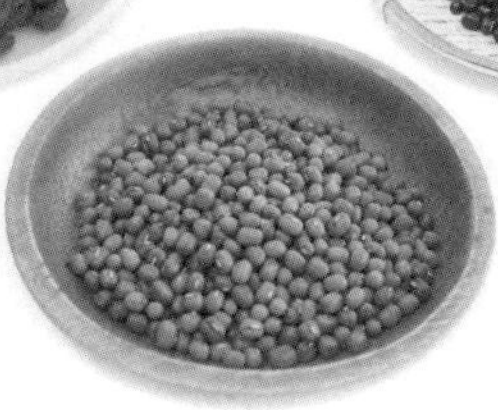

緑豆《りょくず》

写真はイメージです。

極端なことを言えば、一〇〇人の入院患者さんに、一〇〇人分の違った食事を出すというのは、とても無理です。

だから、最初のころは日替わり定食のようなやり方で、緑豆の日は、弱っている人には我慢してもらい、その代わり、次の日にはクコが行くから、それで取り返してもらうというふうに、ある程度機械的にやらざるを得なかったわけです。

ただ、そうした食事を始めたころは、今よりも忙しくなかったし、患者さんも少なかったので、かなりきめ細かくできたんです。

たとえば、朝七時半から食事が配られるんですが、私と総婦長が二人で、患者さんが食べているときに病室を全部回り、食事について意見を聞いて歩いたわけですね。それを、次の日のメニューに活かしていたんです。

これは今思うと、我ながらよくやっていたものだと思うんですが、だんだん忙しくなってくると、七時半頃に病室を回れなくなってきたんです。薬粥に関しても途中から手間をかけられなくなったものですから、もっと研究しなければいけないんですが、あるメニューでとまっています。

「薬粥」「玄米菜食」「野菜ジュース」というメニュー

また、薬粥の他に、玄米菜食を出す場合もあります。

これは、患者さんの希望が多かったので始めたのですが、始めるにあたって少し悩みました。

患者さんの間には、**玄米菜食に対する信仰**みたいなものがあるのですが、なぜ玄米菜食がいいのか考えてみてもよくわからなかったんですね。

わからないものをやるというのは少し気が引けていたんですが、患者さんの希望が強かったものですから、薬粥に遅れて玄米菜食を始めたわけです。

これについては、今は、幕内さんのしっかりとした考えに基づいてやっています。

今でも熱心に続けていますし、患者さんの間でもかなり人気があります。

私の病院の食事は、患者さんの選択ですから、白米がいいと患者さんが言えば白米を出すようにしているんですが、ガンの患者さんの九割ぐらいが玄米菜食を希望します。

この他に、病院での食事に関する出来事としては、患者さんの間に一時期、ゲルソン療法に人気が出たことがありました。ゲルソン療法をやらせてくれという患者さんの希望が増えたんですが、私のほうではゲルソン療法をやるだけの十分な準備はとてもできなかったんです。

それで、こちらではジューサーとお勝手道具だけをそろえて、患者さんやその家族が自主的にやるのに任せていた時期がありました。

皆さん一生懸命、いい野菜を買い出しに行って、ジュースをつくって飲んでいたんですが、少なくとも私の病院では少し人気が下火になったんでしょうね。今では誰もやらなくなりました。

こうした食事療法のむずかしさをいろいろと経験したうえで、現在、漢方のお粥と玄米菜食を病院の基本的な食事として出しているわけです（213〜221ページに、**九種の漢方粥メニュー**を紹介していますので、参考にしてください）。

枸杞子《くこし》粥

効能

先天性虚弱、栄養不良、性生活の不摂生、老化などによる腎機能の低下を正常に戻す作用があり、滋養強壮の効果がある。

このような症状の方に

- 心臓が虚弱で、動悸などを起こしやすい方
- 精力減退ぎみの方
- インポテンツの方（治療補助）
- 慢性角膜炎などで、視力減退傾向の方

作り方／4人分

【材料】米140g、枸杞子20g、水1.4ℓ、塩4g

【手順】枸杞子を一晩水につける。
枸杞子は米といっしょにはじめから入れる。
強火→弱火30分、塩を加え、さらに15分煮て火を止める。

枸杞子……ナス科のクコの実で『神農木草経』では、一番ランクが上の「上薬」の部に入れられ、人の命を養う大切な薬とされている。長い間食べていると、だんだん体の動きが軽くなって、年をとっても老いさらばえることがないと書かれている。滋養強壮の働きがあり、腎虚にも用いる他、慢性の肝炎、肝硬変、目のかすむ症状に良いとされている。

山《さん》薬《やく》粥

効能

山薬は、消化器系および呼吸器系の機能を活発にするとともに、強壮作用があり、下痢、咳、遺精、頻尿、糖尿病などを癒す。したがって料理全体としては、呼吸器系、消化器系、そして腎の機能低下を回復させ、水液代謝障害にまつわる諸症状を改善する。

このような症状の方に

- **下痢ぎみの方**
- **先天的虚弱や病後の体力低下などで、咳やたんが出る方**
- **白帯下で悩む方**

作り方／4人分

【材料】 米 120g、山イモ 40g、蓮根 40g、水 1.4ℓ、塩 4g

【手順】 蓮根は米といっしょにはじめから入れる。強火→弱火30 分、山イモを入れる。その後 10 分で塩を入れる。

山薬……山イモのことで『神農木草経』でも、体が衰えたものの元気を補い、体力を増すとし、滋養の働きがある。腎虚、下痢、咳、糖尿病による体力の衰えなどに効果がある。

小豆粥《あずき》

効能

利尿、解毒、消炎の作用があるので、腎臓病、糖尿病、心臓病、肥満に効く。

このような症状の方に

- 慢性胃炎でお悩みの方
- 体がだるい、頭痛、目まい、耳鳴りなどがする、腰が痛むといった症状のある方
- 皮膚の化膿症でお悩みの方

作り方／4人分

【材料】米120g、小豆60g、水1.4ℓ、塩4g

【手順】小豆は、あらかじめ、赤飯のささげぐらいに軟らかくしておく。強火→弱火30分、塩を加え、さらに15分煮て火を止める。

百《ゆ》合《り》根《ね》粥

効能

精神を安定させる。肺、気管支などに潤いを与えて、咳を鎮める。消化器系の機能を高める作用がある。

このような症状の方に

- **精神が不安定で驚きやすい方、悲しみやすい方**
- **咳がひどく、胸がむかつくなどの症状がある方**
- **乾咳があり、たんに血が混じるという方**

作り方／4人分

【材料】米 145g、百合根 60g、水 1.4ℓ、塩 4g

【手順】強火→弱火 30 分したら百合根を入れる。その後 10 分したら塩を入れる。

八宝粥《はっぽう》

効能

赤小豆はアズキのことで、利尿、解毒、消炎作用があるので、腎臓病、糖尿病、心臓病、肥満に効く。緑豆はブンドウとも呼ばれ、解熱と利尿作用がある。飯豆はササゲのことで消化を助ける作用があるので、内臓の衰えを回復させる。黄豆はダイズのことで高血圧、動脈硬化、肥満などの予防薬。偏豆はサヤインゲンのことで消化を助け、利尿作用があるので、慢性の下痢によい。菜豆はインゲンのことで、熱さまし、鎮痛作用がある。

このような症状の方に

- 食欲不振、吐き気、下痢といった症状のある方
- 夏バテにより、頭痛、口の渇き、イライラ、腹痛のある方
- 排尿過少などでお悩みの方
- 胃腸が弱くてお悩みの方

作り方／4人分

【材料】米 120g、赤小豆 12g、緑豆 24g、飯豆 6g、黄豆 3g、菜豆 4g、偏豆 12g、蓮根 12g、山イモ 24g、水 1.8ℓ、塩 6g

【手順】赤小豆、飯豆、黄豆、菜豆、偏豆は、あらかじめ一度沸騰させ、ある程度軟らかくしておく（菜豆はとくに固いので沸騰後の煮汁に浸しておく）。米といっしょに、緑豆、蓮根、山イモ、軟らかくしておいた豆類を入れ、強火にかけ、ふき上がったら弱火 30 分で塩を加え、さらに 15 分煮て火を止める。

緑《りょく》豆《ず》粥

効能

熱を下げ、発熱に伴う炎症を鎮めると同時に、水液代謝を活発にして、余分な水分を除く働きがある。したがって料理全体としては、夏季の暑気払いや、皮膚病の予防治療に効果がある。

このような症状の方に

- 皮膚病での腫れ、化膿などの症状のある方
- 各種の毒あたりを防止したい方
- 暑気払いをしたい方
- 排尿困難、排尿過少の方
- 体にむくみのある方

作り方／4人分

【材料】 米 120g、緑豆 60g、水 1.6ℓ、塩 4g

【手順】 緑豆は米といっしょに最初から入れる。
強火→弱火 30分、塩を加え、さらに15分煮て火を止める。

緑豆……タンパク質、脂肪、炭水化物、カルシウム、リン、鉄、カロチン、ビタミン B_1、ビタミン B_2、ニコチン酸などを含む。

はと麦粥

効能

はと麦は、排尿、排膿を促し、体内によどむ不要な水分を除くことで、身体が湿状態におかれて生じた熱を下げる。また、消化器系の機能を高め、下痢などを癒す。したがってこの粥は、体内の水液代謝を促進し、水液のうっ滞にかかる諸症状を改善する働きがある。

このような症状の方に

- **リューマチなどで、関節がひどく痛む方**
- **肺腫瘍などで、黄緑色のたんが出るといった症状の方**
- **体にむくみのある方、とくに、肝機能障害や薬物によるむくみに大きな効果を発揮する**
- **尿路結石のある方（治療補助）**

作り方／4人分

【材料】 米 100g、はと麦 60g、水 1.4ℓ、塩 4g

【手順】 はと麦は一晩水につける。米といっしょにはじめから入れる。強火→弱火30分、塩を加え、さらに15分煮て火を止める。

はと麦……利尿作用と胃腸によい働きがあるうえに、抗ガン作用もあるといわれている。むくみとか、胃腸の病気によいとされ、乳ガン、肺ガン、大腸ガン、子宮ガンなどに効くとされている脂肪油、ビタミン B_1、アミノ酸などを多量に含む。

木耳《きくらげ》粥

効能

桑の樹にできた木耳は薬効が優れている。肺を滋潤し、咳を止める作用があり、体質強化にもよい。また痔や女性の不正子宮出血の治療に用いる。止血を目的とする場合は、木耳をあぶって粉末にして服用（10g 以上）するとよい。

このような症状の方に

- **虚弱体質で、咳、たんのある方**
- **食欲不振、消化不良の方**
- **血便、痔の方**
- **不正子宮出血のある方**
- **身体の弱い中高年の方**

作り方／4人分

【材料】 米 120g、木耳 12g、水 1.6ℓ、塩 6g、千切りショウガ 8g

【手順】 木耳は千切り、米といっしょにはじめから入れる。
強火→弱火 30 分、塩を加え、さらに 15 分煮て火を止める間際に千切りショウガを加える。

自然治癒力を高める「漢方のお粥」レシピ ❾

蓮《れん》根《こん》粥

効能

蓮根は、胃腸の消化吸収機能を強化して、下痢などを抑える。熱をさまし、口の渇きを癒すといった効果がある。また血液循環を円滑にすることで、精神を安定させ、アルコールなどによる中毒症状を改善する働きもある。

このような症状の方に

- **食欲不振、下痢といった症状のある虚弱体質の方**
- **発熱後ののどの渇きのある方**
- **不安・イライラなどのある方**
- **アルコール中毒の方**

作り方／4人分

【材料】 米 120g、蓮根 60g、水 1.4ℓ、塩 4g

【手順】 蓮根は、米といっしょにはじめから入れる。
強火→弱火 30分、塩を加え、さらに15分煮て火を止める。

それにもう一つ付け加えると、野菜ジュースも出しています。これは付録のようなものなんですが、ゲルソン療法をやる人がたくさんいた時期に、アメリカからゲルソン用のジューサーを買ったわけです。三〇万円か四〇万円する大きいものなんですが、これを遊ばせておくわけにもいかないので、野菜や果物をジュースにして患者さんに飲ませるようにしています。

新しい食生活を「続けられる人」「一カ月以上続かない人」

食事というのは、大切な分野です。ただ決めてかかると、いろいろと体が抵抗してくるのです。

たとえば、ゲルソン療法のときなども、しっかりやっている人に限って、突然体が受けつけなくなるんです。家族も患者さん本人も病気をわきまえて、「これを乗り切るためにはこういう食事もしょうがないんだ」と思って一生懸命やっているんす。だから、はじめのころは、非常に目が輝いているんですが、一カ月ぐらい経ってくると、**だんだん元気がなくなってくる**んです。

やはり、野菜ばかりで塩分なしの食事だけを毎日続けるわけですから、食事の楽しみはなくなってくるんですね。楽しみ抜きの食事を続けていると、だんだん顔が険しくなってきて、最後にバンと爆発して、体が何も受けつけなくなってしまうんです。

そういう患者さんの例をいくつか経験して、私には前もって「そろそろ危ないな」ということがわかるようになったんです。

患者さんが険しくなってきたという兆候は、眉間の辺りが白くなってきて、しわが寄ってくることなんですね。

この辺にしわを寄せている患者さんがいると、私はその人の眉間に気を入れるために、「しわ伸びろ」と言ってあげるんです。それでも、そういう患者さんは、眉間のしわが日に日に深くなってくるんです。

いよいよ危ないな、というころになると、私は患者さんに必ずこう言うんです。「あんた、ちょっと胃のほうが疲れているんじゃないか」と。そして、川越に丸広というデパートがあるんですが、「今度の日曜日に、丸広に行って寿司でもステーキでも食ってきたら」と言ってあげるんです。

すると、今までゲルソン療法を真面目にやってきた人が、ゲルソン療法に反した、こんなとんでもないことを言われても、怒ったりしないんですよ。それどころか、ぱっと顔が明るくなって、「本当ですか」と言うんです。「本当だよ、行ってきなさいよ」と言うと、喜んで行ってくるわけですね。行って何か毒になるようなものを食べてくるんですが、その後はものすごく調子が良くなるんです。機嫌がいいし、気功なども溌剌《はつらつ》として始めるわけですね。

この例をみてもわかるように、**食事療法はむずかしいもの**なんです。これは相当に意志の力が要ります。だいたい、うまいものがないんですよ。うまいものがないと言うと失礼ですが、食事療法にはいろいろな制限がありますから、どうしてもおいしさというものが欠けてくるわけですね。

そういう経験を経て、先程ふれたように、食事療法というのは、誰にも通用する万人向きのものはなく、あくまでも個人個人で違うものだという考えが固まってきました。そこで、今では食事療法より食事の指導ということに重きを置くようになったわけです。その理由には、病院でできる食事の限界ということもあるんです。

たとえば、経済的な問題がありますね。いくら体にいいからといっても、患者さんからいただくおカネは決まっているわけですから、費用をあまりかけるわけにもいきません。それに、基準給食という法律がありますから、あまり突飛なものも出せません。これでいいんだとこちらがいくら威張ってみても、役所から見ると、変なものを食わせているということになってしまうんです。

このように、経済的、法律的な限界が、病院での食事療法にはあるわけです。だから、病院での食事療法はできる範囲で努力することにして、指導のほうに重点を置いているわけです。

うちの病院の場合、幕内さんが食事の指導をしていました。入院患者さんだけではなく、外来患者さんに対しても、希望者には食事の指導をするのです。これは一人一時間ぐらいかけますから、一日に何人もできません。予約制になっていて、ゆっくりと幕内さんと話をしてもらいました。一回だけではなくて、たとえば三カ月に一度といったふうに、繰り返していったわけです。

「物事を公平に見ている」——だから"幕内秀夫理論"は効果がある！

私の病院に幕内さんが来てくれるようになったきっかけは、そもそも二人とも、日本ホリスティック医学協会のメンバーだったということから始まっています。

日本ホリスティック医学協会というのは、昭和六二年にできています。私が川越に病院を開いたのは、協会ができるよりかなり前でしたから、病院を始めた当時の私の中には、ホリスティック医学という考えはなかったんです。

けれど、そのホリスティック医学協会ができる少し前、そのシンポジウムに冷やかし半分に出てみて、その考え方に共鳴したんです。そして、協会ができるときに参画し、そこで幕内さんと知り合ったわけです。

もっとも、知り合ったといっても、そんなにじっくりと話し合ったわけでもなかったんです。

ただ、ホリスティック医学協会には、食事についての専門家や関心の高い人がかなりいるんですが、はたから見ていて、幕内さんの考え方が私の考えに一番合うとは思っていたんです。

幕内さんの考え方には、**物事を公平に見ている**ところがあるんですね。要するに、教条主義的でないというところに好感を持っていたんです。

そう思っていたある日、幕内さんが「一度先生の病院を見学させてくださいよ」と言うので、「どうぞ」と承知しました。そして、私の部屋で幕内さんが、「じつは、今日は見学のつもりで来たんですけれど、一つお願いがあるんです」と言い出したんです。何だろうと思ったら、「ここで雇ってもらえないでしょうか」ということだったんです。

私は、幕内さんのことをどうしても欲しい人材だと思っていましたから、事務長に相談というよりも、「どうしても必要だから、何とかしてくれ」と、頼み込んだんです。こうして私の病院に幕内さんが来るようになったんですね。それ以来、一緒に仕事をするようになったわけなんです。

なぜ、外科医という人種は「患者さんの心がわからない」のか

ホリスティック医学は、もちろん食事だけの問題ではありません。とくに重要なのは漢方薬、鍼灸、気功です。

また、**心の問題というのが、非常に大切**だということが次第にわかってきました。

こんな当然のことを、今さら「わかった」と言うのも妙なものですが、私自身、外科の医者としての生活が長かったものですから、昔は、形がなく目に見えない心なんて、非常に頼りないものに思えていたんですね。「心でガンが治るなんて、ふざけちゃいけない」なんて言っていたほどなんです。そして、「ガンを治すのは外科なんだ」と信じ込んでいたんです。

今思えば、恥ずかしい話なんですが、しかたがない面もあるんです。というのは、外科医として患者さんに対すると、どうしても高いところから見てしまうのです。これは意識するとしないとにかかわらず、誰でもそうなってしまうんです。

なぜかというと、こちらは患者さんのすべてを任せられていますし、自分の腕次第という部分があるからなんです。

たとえば、麻酔がかかった人などは、手術中に何も言えないわけですから、どうしても外科医は患者さんより高い位置から見てしまうんです。なまじ知識と技術があるものですから、「私の言うことを、どうして聞けないんだ。素人がそんなことを言ってはダメだ」という驕《おご》った気持ちが、外科医には多かれ少なかれあるわけですね。だから、患者さんの心という問題は、本当のところ、よくわかっていないんです。

ところが、自分で病院を始めて、漢方薬だ、鍼灸だ、食事だ、気功だと、外科医とはまったく違った視点から治療を行なっていると、高いところからではなく、患者さんと同じ目線に立つようになってきたわけです。

同じ高さに立って接していると、患者さんの心の重要性というものがよくわかってくるんですね。患者さんの**心の持ち方によって、病状が随分変わってくる**ことを実感できるんです。そこで、精神腫瘍学や精神神経免疫学の重要さを、非常に切実だと感じだしたわけです。

そこで、患者さんの心の問題を総合的に扱う、「心のチーム」というものをつくろうと考えました。ホリスティック医学協会の仲間に頼んで、心療内科の医師、心理療法士などでチームをつくり、今まで続けてきています。

西洋医学、中国医学の結合に、心の治療が加わって、やっと、「ホリスティック医学らしくなったかな」と思えるような形が整ったわけです。

「1＋1」は2でなく3にも4にもなる！――ホリスティック医学の基本

ホリスティック医学という考え方は、アメリカで起こりました。

今の西洋医学が疾患の部分を見ることにだけ神経を使い、**人間全体を見るのを忘れたという反省と反発と批判から起こった**んです。これが起こったのは一九六〇年代ぐらいだと思います。それから七八年にアメリカのホリスティック医学協会ができ、日本ホリスティック医学協会が八七年にできたんです。

ところで、アメリカから日本にこの考え方が上陸してかなり経っているのに、いまだにホリスティックという言葉をうまい日本語に訳せないのです。「全人的」と言っても、「包括的」と言っても、「総合的」と言っても、何かぴったりこない。それで、いまだに「ホリスティック」という言葉を使っています。

言い換えれば、それだけホリスティック医学やホリスティックな考え方についての解釈が、人によって違うのです。

現在、ホリスティック医学協会には一五〇〇人ぐらいの会員がいますが、おそらくホリスティック医学に対してみんな違うイメージを持っていると思うんです。最初のころのホリスティック医学協会には、アンチ西洋医学の空気が強かったんです。だから、何でも西洋医学のやることは嫌いという人が多かったわけです。手術も嫌だ、抗ガン剤もダメだ、玄米菜食だけやっていればいい、という態度の人が多かったんです。

でも、私はそうではないだろうと考えています。西洋医学もきちんとした体系医学だし、実績も持っているわけです。だから、ホリスティック医学は、**西洋医学も取り込んだ、幅の広い医学であるべき**だろうと思っているんです。

また将来変わるかもしれませんが、ホリスティック医学というのは、「場」を考える医学であると、今のところ私は考えています。

私は、『あなたを健康に導く「生命場」の法則』（東洋経済新報社）という本をしばらく前に出しているんですが、このタイトルにも使ったように、ホリスティック医学とは、「生命場」というものに関連する医学だと考えています。

ホリスティック医学の基本には、ホリズムという考え方があるわけです。ホリズムというのは、全体論と訳されていますが、これは一九二〇年代に出た思想です。

たとえば、私という体はいろんな要素からできています。

目、口、耳、胃、心臓、血管、筋肉など、いろいろな要素から、体は構成されて

健康は「部分」でなく「全体」で考える

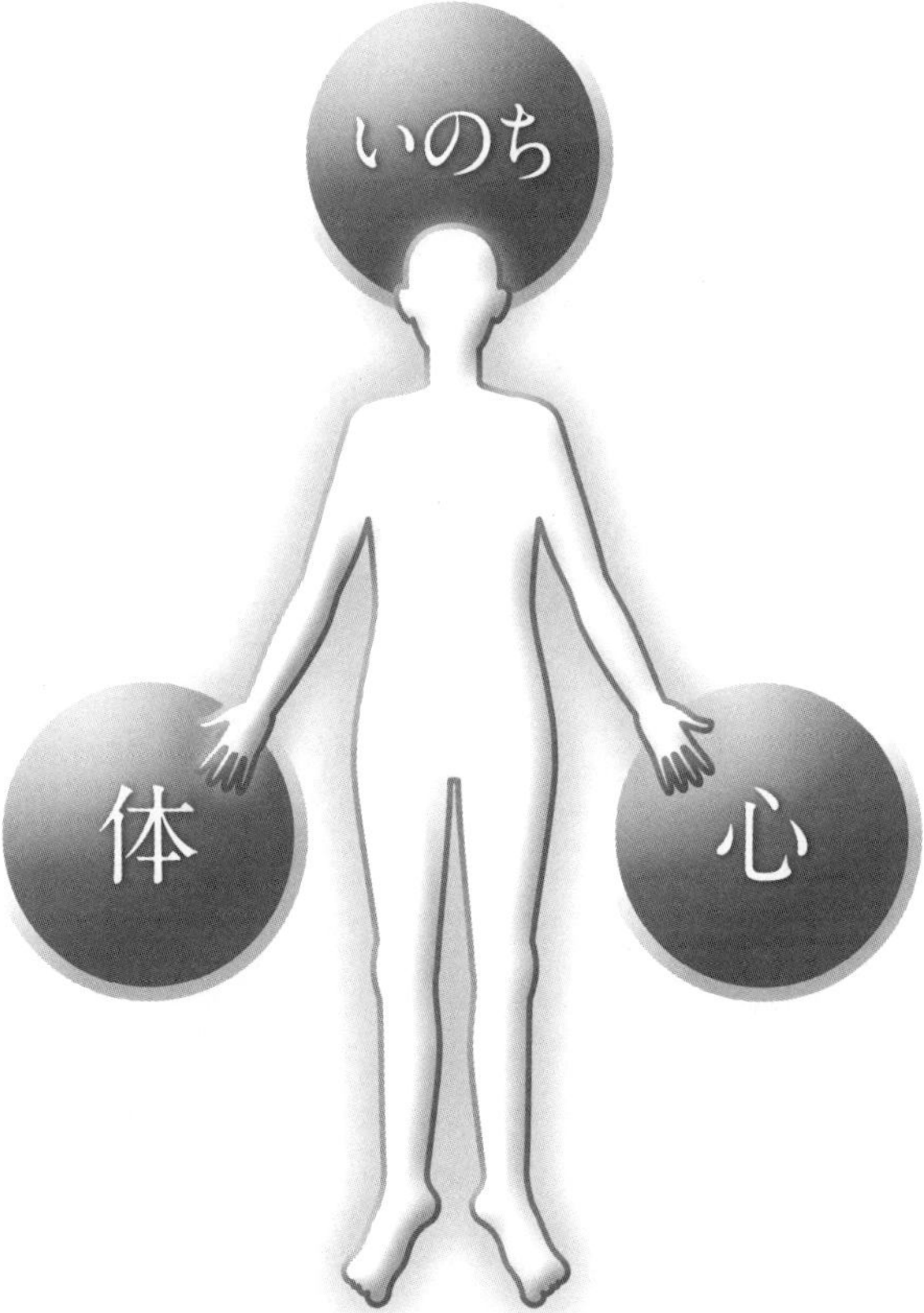

人間も「丸ごと」が大事!

いるわけです。全体論の考え方でいけば、私を構成するすべての構成要素を足し合わせたよりも、**私という全体のほうが存在意義がある**ということになります。つまり、1+1が2になるのではなく、3にも4にもなるということです。

こう考えるのが全体論なんです。全体になったがゆえに、各部分を寄せ集めた以上のプラスアルファがあるということなんです。

つまり、全体にこそ意味があり、各部分の和だけではないという全体論が、ホリスティック医学の基礎になっているんです。

「体の隙間＝場のエネルギー」をどう利用するか

アルキメデスの原理ではありませんが、浴槽に水をぎりぎりまではって、私がその風呂の中に入れば水があふれます。その水の体積が、私という人間全体の少なくとも容積を表すことにはなりますよね。

そういうふうに考えると、私という容積、言い換えれば、私という容器の内側にあるものすべてが、私の全体なんだと言うことができます。

すると、私という容積の持っている**「場のエネルギー」**というものが、私の全体なんだろうという考えに、どうしても行き着くわけです。そして、体の容積という視点から、外科の経験に照らして、私の体の中をもう一度とらえ直してみて、気づいたことがあるんです。それは、体の中にはいたるところに隙間があるということなんです。つまり、人間の体の中というのは隙間だらけだといっていいんです。

ところが、体の隙間は近代西洋医学の研究対象として、取り上げられたことがありません。それなのに、外科の手術でも、隙間を利用して行なわれるわけです。

たとえば、食道ガンの手術をするとき、胸をあけます。

胸をあけると、肺が出てきます。まず、肺をよけて、食道を目に見える状態にして、やっと手術が始まるわけですね。肺をよけられるのは、隙間があるからなんです。

病気をした人には、肺と肋膜とがくっついている人もいて、この場合には隙間がありません。そうなると、まず隙間をつくるために、肺と肋膜を離すことから始めなければいけなくなり、手術が途端にむずかしくなるんです。

肺と肋膜とが強固な癒着を起こしていて、これを全部はがしていかなければいけません。これは大変ですよ。出血はするし、はさみの切り込み方が悪いと、肺を切ってしまって空気が漏れてきます。隙間をつくるだけで、一時間ぐらいかかってしまうこともあるんです。

このように、体の中の隙間を利用して、手術というのは成り立っているわけなんです。

ところが、西洋医学では、**隙間の恩恵にあずかりながら、隙間に思いが行っていない**んです。目に見えるものに外科医の目が行ってしまい、隙間なんて誰も考えていません。おそらく外科医だけではなく、西洋医学の陣営にいる人の誰に聞いてみても、隙間を重要なものとして意識している人は、一人もいないだろうと思います。きっと、そんな人間は、私だけだろうと思います。

「生命場のポテンシャル」を高める！――健康を維持し、病を克服する基本

私も、ホリスティック医学について考えるようになってから、やっと隙間に目が行ったわけです。そして、この隙間は、本当に何もない隙間なのかと考えはじめたんです。すると、何もなくはないと気づいたんですね。

体の隙間には、たとえば電磁場があります。

地球上のいたるところと同じように、目には見えなくても、電磁場はあるわけです。さらに、電磁場だけではなく、まだ発見されていない、**もっと生命に直結する物理量がある**のではないかと考えることもできるわけです。

それは中国医学で言う「気」のようなものかもしれません。「気」については、科学的な検証を今世界中でやっていますが、正体はまだ誰もつかまえていませんね。だから、そうした正体はまだわかりませんが、「気」のようなものがあるかもしれ

ないのです。

そして、もし体の隙間に命にかかわる物理量があるとすると、それを「生命場」と呼んでもいいのではないかと考えたわけです。

それで、私は、体の隙間にあるかもしれない場のことを、「生命場」という言葉を使って言い表したんです。

その生命場のポテンシャルを高めるということによって、健康を維持する、あるいは病を克服するということが、ホリスティック医学の基本になっているんではないか。

むしろ、生命場のポテンシャルを考えることこそが、臓器の血管が詰まったとかガンができたといって手術することよりも、もっと大切で基本的なことなのではないか——。

こう考えて、体の中の場というものに注目するようになったわけです。だから、**生命場を見ていくことこそ、ホリスティック医学**なのだと考えるようになったわけです。

前東大薬学部教授の清水博先生が、『生命を捉えなおす』(中公新書)という有名な本を書いていらっしゃいます。この本の中で、生命というものの定義として、「生命とはみずから秩序をつくり出す能力である」ということを言われています。つまり、この説に従うと、みずから秩序をつくり出すという能力の有無が、生命と命のないものとの分かれ目だということになるんですね。

たとえば、机や壁などの命のないものは、みずから秩序をつくりません。だから、机や壁は壊れたら壊れたままですが、私たちはそうではありません。自分で秩序をつくり出し、どこかが壊れても、それを自分で修復しようとします。この性質が生命の本質であり、同時に**自然治癒力**だろうと考えられるわけです。

自然治癒力というものについては、西洋医学の中にはこういう概念がありませんし、中国医学にもしっかりとした定義がありません。ですから、まだよくわからない概念なんですが、秩序性の高い方向に自然に進んでいく生命という場の持つ特性のことを、自然治癒力と言うんだろうと想像できます。

「あなたの生命場を高める食事」とは？——「土地のもの」を食べる！

こうした考えに立つと、生命場に思いをやり、生命場を整える方法の一つとして、食事というものが出てくるわけですね。

なぜかというと、人間の全体を整えていくことには、人間の活動のすべてがかかわってくるからです。呼吸をすること、食べること、頭で考えること、動くことといった人間の活動の基本が、全部、その人の場を高めるか低めるかにかかわってくるわけです。

だから、食事というものも、場のポテンシャルを高めるか低めるかという基準で考えていかなければいけないと思うんです。そこで、幕内さんの考え方が生命場の考え方に非常に合っていると思い、評価しているわけです。

では、**生命場を高める食事**というものをどう考えるか、ということになります。

先程も言ったように、私の場というのは自分の部屋とつながり、さらに東京の大地とつながっているわけです。また、大地の持っている場と私の場は、距離や時間が近いほどきめ細やかに交流しているわけです。

北海道の場よりも東京の場のほうが私に近いし、半年前より昨日のほうが近いわけです。だから、今日、東京の大地が生み出してくれた食べ物は、現在の東京の場を持っていて、三カ月前に北海道が生み出した食べ物より私に近いだろうということになります。

このように、食べ物は、自分の暮らしている土地でとれたものがいいし、今とれたものがいいということになるわけですね。

こう考えると、幕内さんがよく言う「**土産のもの、旬のものを食べる**」という考え方が正しいとわかるわけです。

それから、場の考え方という視点で農業というものをとらえたとき、地球の場を高める方法の一つが農業だと思います。農業というのは、作物を土地から収奪してくるものという考えが一時ありましたが、そうではないと私は考えています。荒れ地を耕し、緑を植えて、緑一面の地球にしていくことが、地球の場を高めることになると思います。作物をとることは二の次なのです。

それよりも、**大地の場を整えて大地のポテンシャルを高めることが、農業の大切な働き**だと思います。そして、大地の場を高めた結果として、作物が生み出され、その作物を人が食べるわけです。その作物はポテンシャルが高いですから、食べた人の生命場も高めることになります。この循環が農業と食の関係だろうと思うんです。

今、農林水産省が、リフレッシュビレッジ構想という計画を進めています。これは過疎地にリフレッシュビレッジというものを作るという計画です。リフレッシュビレッジというのは、もともと過疎だった村を、都会生活で疲れた人が訪れて心身を癒せるような場所に変えるというものです。

農水省が推進しているこのプロジェクトでも、私は先程のようなことをお話ししたことがあるんです。このように、食と農というものは、土地の場を通じて、人の場に関係してくるんだと思うんですね。

「植物を食べること」は「大地の恵みをそのまま受け取ること」です！

動物性のものよりは、植物性のもののほうが、大地の場をそのまま直接受け取っているわけですから、いいに決まっています。動物性のものも悪いわけではないんですが、大地の場を一度別の動物の場に置き換えてから人が食べるわけですから、どうしても純粋でなくなるんですね。

植物の良さについては、たとえばこんな実体験もあります。

私の病院の婦長が、メキシコにあるゲルソン研究所の病院に入院したことがあるんです。昔、ゲルソン療法が患者さんの間で人気があったものですから、とにかく確かめるために、ゲルソン研究所へ婦長を入れてみたわけです。

婦長はガンでも何でもないんですが、私に言われて一週間、入院してきたんです。帰ってきて、彼女が最初に言ったのは「人間はやっぱり植物を食べるようにできています」ということだったんです。

入院して、動物性のものをいっさい食べずに暮らしていたら、大便がものすごく良くなったと言うんですね。太さ、臭い、硬さ、どれをとってもほれぼれするような大便が出たそうです。ところが、ゲルソン研究所を退院すると、いろんなものを食べますから、途端に普通の便に戻ってしまったと言うんですね。だから、この例から考えても、また私の場の考え方からいっても、**動物性の食品より植物性のもののほうがいい**だろうということになります。

大地の場をそのまま取り入れるには、添加物や農薬というものは、もちろんよくないに決まっていますね。大地の場の純粋性をよけいなもので汚してしまいますから、これは当然よくないんです。添加物の実際の害ということを除いても、大地の場を何かで汚してしまうということはよくないわけです。

幕内さんも、添加物や農薬が良くないと言っていますが、これも場の考え方から理解できるわけです。

また、精製したものよりも未精製のもののほうがいいと幕内さんが言っていますが、これもその通りだと思うんです。大地のポテンシャルをそのまま持ってきた玄米のほうが、精製した白米よりいいと思うんですね。

このように、幕内さんの食生活についての考え方は、どれも私の生命場の考え方で、正しいことを裏付けることができるんです。その意味では、食生活の改善のために、大いに役立つだろうと保証できます。

「自分自身を高める」という気持ちで食事をすることが大切

これも幕内さんの考えにあることなんですが、生命場を高めるということが究極の目的ですから、いいポテンシャルを持った食べ物を食べるだけではダメなんです。「自分自身を高める」という気持ちがないと、うまくいかないんです。

食事だけでなく、**自分の心の力で生命場というのは高まる**わけですから、おいしいとか、感謝の気持ちを持って食べないと、ダメだと思うんですね。いくらいいものを食べても、苦虫をかみつぶしたように食べていたのでは、心で下げてしまいますから、その効果を相殺してしまうようなものです。

だから、やはり喜びとか感謝とかがないといけないと思うんです。その辺が食事のむずかしいところです。

極端なことを言えば、**心が高まるのなら毒を食べてもいい**んです。たとえば、『魂が癒されるとき』（創元社）という私の本があるのですが、ここでは関西気功協会の津村喬さんと対談をしたときのことを書いたものです。対談のときは、神戸の割烹旅館のようなところへ行って、夕食をしながら話したんです。

津村さんという人は、よく食べるんですよ。彼とは話が合うものですから、私もうれしくなってきました。私はうんと食べる人が好きなんです。飽食は一番いけないんですが、津村さんのように、「うまい、うまい」と言って食べる人は好きなんです。だから、こちらもうれしくなって、満腹で動けないぐらいたくさん食べたんですが、これは私にとって別に養生に反していたわけではないんです。

彼と話すことによって、こちらの心は湧きたっていますから、満腹になろうが、毒を食べていようがいいわけです。そういうふうに、食事というのは、心の問題が非常に大切だろうと思うんですね。

話が横道にそれますが、私が大学に入ったころ、大学の食堂のメニューというのは、カレーライスとラーメンとメンチカツ定食しかなかったんです。これはどれもじつにうまかったですね。ですから、今でも私はカレーライスとラーメンとメンチカツ定食が大好きなんです。

幕内さんの理論からいくと、メンチカツはあまりよくないんですが、食堂にメンチカツ定食という札が下がっていると、どうしても食べたくなってしまうんですね。食べながら、「ああ、これは体に悪いものを食べちゃったな」と少し反省もしますが、**「自分が喜びをもって食べているから、これはいいんだ」**と弁解するんです。

それに、食べ物というのはつくる人の気が入っていると、いい生命場になってしまうのではないかということですね。

つくる人が心を込めて、おいしいものをつくろうと思っていると、その人のポテンシャルが入ります。だから、おいしいものをつくろうとして努力してくれた料理というのは、素材は体に悪くても、食べていいのではないかという感じがします。

食べ物というのは、いろいろ複雑な要素が絡み合っていて、「どんなものがいい」と簡単には言えるものではないのです。突き詰めれば、やはり生命場を高めるものが良いということになります。

ですから、疫学的な統計に左右されるというのは、こと食べ物に関してはおかしいんです。たとえば、ある地域に長生きする人が多いからといって、その地域の伝統的な食べ物がいいと考えるのは短絡的すぎます。

なぜなら、そこに生きている人の心とか、歴史的な習慣などがかかわっているわけですから、食べ物だけをとりだして良し悪しを論じても意味がないのです。

「なぜ肉体は滅びるのか」を考えると……一つの真理がある!

そう考えると、ホリスティック医学というのは、臓器一つひとつを見るだけではなく、生命場というものをきちんと見ていく医学だということになるでしょう。

もう少し詳しく言えば、**自然治癒力を育てて、その能力を十分発揮させる**ようにすることが、ホリスティック医学と考えられるわけですね。すると、生命場というものがじつは、皮膚で覆われた孤立した存在ではないということに気づくわけです。

なぜかというと、皮膚は穴だらけだからです。

つまり、体の内と外はどこからでも交通ができるわけで、しゃべったり呼吸したりするだけで、外界のものが体の中に始終出入りするわけなんです。

そうすると、生命場というのは周りの場と交流しているんだということになります。たとえば、私と同じ部屋にいる人たちは、同じ場にいることになりますし、場のつながりを広げて考えていくと、私と交流している場とは、東京の場、日本の場、地球の場、宇宙の場へと広大に拡がっていくわけです。

このように、場はいたるところとつながっているわけですから、ホリスティック医学というのは、一人の場を見ているだけではいけないわけです。ですから、一人の健康や病気についてだけ見るのではなくて、コミュニティーの場も見なければいけないし、地球の場も見なければいけないということになるんです。

今、地球の場が大変乱れています。

世界のどこかで絶えず戦争や紛争が起こっています。これらはやはり地球の場の乱れということになるだろうと思います。この他、地震などの天災も含めれば、地球の場の乱れは、大変なものになるんですね。こういう地球の場の乱れも、ホリスティック医学の対象になるのではないかということです。

また、場の空間的なつながりだけでなく、時間的なつながりの問題もあります。場というものは物理的な存在ですから、何もないところから生まれたり、完全な無へと消滅したりするものではありません。たとえば、私の場がどこから来たのか考えてみると、宇宙が始まる前からあったと考えられるわけですね。

この地球に私が生まれたということは、宇宙の始まりからあった私という場に肉体を与えられたということです。そして、何十年かの期間、私は自分の努力でその場を高めて、その後に死んで肉体が滅びます。

そうすると、場だけがまた残ってしまうわけですね。ところが、生前に場を高めていたときの勢いがありますから、それでまた、ふるさとへ帰っていくのではないかと想像できます。

だから、こう考えると、**死というものもホリスティック医学の対象**になるんです。どういう死がいいかということや、死後の世界も対象になりますね。死んでからふるさとへ帰っていく復路の問題も、ホリスティック医学の対象になるということです。

そうすると、やはりこれからの医学は、ホリスティック医学が大きな位置を占めるように思えます。西洋医学や中国医学も含めて、今までの医学というものは、死についてまったく考えてこなかったんです。これが現在の医学、医療に対する不満のおもとになっています。

私は、死を対象として取り込まないかぎり、どんな医学を持ってきても不満は残るだろうと感じているんです。だから、死後の世界も取り入れていく医学であるホリスティック医学が、やはり次代の医学にふさわしいと考えているわけです。

あとがき

「粗食」の力——腹の底から喜びが湧き起こってきます！

学生時代のこと。日曜日の午前一一時頃。誰もいない七徳堂（大学の道場）で小一時間、空手の一人稽古で汗を流したあと、さわやかな気分と空腹を感じながら赤門から出て、電車通りを横切って〝落第横町〟に入る——すると、向こうから旧友のN君が着流しに高下駄の音をとどろかせてやってくる、という情景がいつものことでした。

〝落第横町〟というのはもちろん通称で、学生たちに馴染みの寿司屋、中華そば屋、バーなどの間に、八百屋、豆腐屋、肉屋などの店が並んでいる小路のことです。

「おい！　昼めしをいっしょに食わんかい」——N君は大声の鹿児島弁です。昼めしをいっしょに食うといっても、そのあたりの食堂に入ってというわけではありません。彼の下宿に行って食べる、彼の手製の昼めしのことなのです。

「おお！　行こう」と、こちらは渡りに船です。それから八百屋でもやしを買い、豆腐屋で油揚げを買い、最後に肉屋で豚肉の細切れを買います。全部でいくらでもありません。学生の目にも随分安いなと思ったものです。

〝落第横町〟を突き当たって左に折れてすぐのところにN君の下宿があります。部屋に入って、書棚の本をめくったりしているうちに、昼めしができあがります。炊き立ての白飯と、〝落第横町〟で買ってきたもやし、油揚げ、豚肉の細切れの具沢山の味噌汁です。他には何もありません。

これが**じつにうまい**のです。

腹の底から喜びが湧き起こってきます。栄養学的なバランスとか、食材をいちいち吟味しているわけではありません。

「粗食」と言えば**これ以上の「粗食」はない**でしょう。

しかし、とにかくうまいのです。もやしと油揚げと豚肉の細切れという取り合わせの妙なのか、具沢山なのが豊かな気持ちにさせてくれるのか。つくりたてだからうまいのか――。

私の内なる「生命場」が躍動しているのがわかります。自然治癒力の発揮もぐんと加速がかかったようです。

これこそ食の力というものでしょう。私の食事学の原点と言えます。

帯津良一

本書は、東洋経済新報社より刊行された『癒しの食事学』を、再編集のうえ、改題したものです。

帯津良一（おびつ・りょういち）
一九三六年埼玉県生まれ。東京大学医学部卒業。医学博士。東大病院、都立駒込病院などを経て、八二年帯津三敬病院を開設。現在、同病院名誉院長。西洋医学に中国医学や代替療法を取り入れたホリスティック医学を実践していることで名高い。日本ホリスティック医学協会名誉会長、日本ホメオパシー医学会理事長、サトルエネルギー学会会長。著書に、『生きる勇気、死ぬ元気』（五木寛之氏との共著、平凡社）など、多数がある。

幕内秀夫（まくうち・ひでお）
一九五三年茨城県生まれ。東京農業大学栄養学科卒業。管理栄養士。フーズ&ヘルス研究所主宰。「学校給食と子どもの健康を考える会」代表。長寿村の研究をきっかけに民間食養法の研究を始める。病気や健康に役立つ実践的な食養法の第一人者として、全国各地の社員食堂や学校給食の改善に奔走するかたわら、新聞・雑誌などでも活躍中。著書である『粗食のすすめ』『粗食のすすめ　実践マニュアル』（東洋経済新報社）などのベストセラーは、これまでの栄養学の常識をくつがえすものとして反響を呼んだ。

知的生きかた文庫

なぜ粗食《そしょく》が体《からだ》にいいのか

著者　帯津良一《おびつりょういち》
　　　幕内秀夫《まくうちひでお》
発行者　押鐘太陽
発行所　株式会社三笠書房
〒一〇二-〇〇七二　東京都千代田区飯田橋三-三-一
電話〇三-五二二六-五七三四〈営業部〉
　　〇三-五二二六-五七三一〈編集部〉
https://www.mikasashobo.co.jp
印刷　誠宏印刷
製本　若林製本工場

Printed in Japan ISBN978-4-8379-8641-6 C0177

C50361